は　し　が　き

　教育で大切なことの1つに，問題解決能力を持ち，社会で活躍できる人材を育てることがあげられる．そのためには，自主的に勉学する能力，物事を解決するための思考能力を養うことが教育目標となる．医療現場において薬剤師のあり方が重要になるにつれて，このような能力を育成する教育の必要性が高まってきている．実際，改訂モデル・コアカリキュラムでは，卒業時に必要とされる能力として，①薬剤師としての心構え，②患者・生活者本位の視点，③コミュニケーション能力，④チーム医療への参画，⑤基礎的な科学力，⑥薬物療法における実践的能力，⑦地域の保健・医療における実践的能力，⑧研究能力，⑨自己研鑽，⑩教育能力，の基本的資質10項目があげられた．また，これらを前提とした学習成果基盤型教育に力点が置かれた．これら10項目のうち，基礎薬学が大きく関わる点は⑤であり，ここで学んだことを⑥，⑦に展開する．さらに，主として卒業研究から大学院教育を通して⑧，⑨，⑩を習得できると考えられる．⑥と⑦の中には，これまで別々の項目として扱われていた薬理，病態，薬物治療，医薬品情報，患者情報，薬物動態，製剤などが含まれている．したがって，⑤と⑥，⑦は非常に関連性があるが，学生はそのことを十分に理解していないのが現状である．

　現在行われている分野別の講義を受講し，試験で評価される時の学生の頭の中はどのようになっているのだろうか．おそらく，分野別の知識が島のように別々に存在していると思われる．異なる分野の知識は，パイプでつないでこそ「使える知識」となる．幅広い領域を学習する薬学は総合科学であり，得られた知識を総合的にみる力を育成する「知識をパイプで繋ぐ教育」，すなわち「橋渡し教育」が重要である．

　⑤基礎的な科学力のうち，有機化学に焦点をあてて医薬品を眺めると次のようになる．医薬品が投与されると，生体内物質に影響を与えて薬理作用を示すが，この過程は医薬品，生体内物質という有機化合物間の相互作用であり，有機化学を薬理学とパイプで繋ぐことができる．また，医薬品の吸収，代謝に関しても有機化合物の生体内変化と捉えることができるため，一般的な有機化学反応の応用である．したがって医薬品が生体内のどの受容体，あるいはどの酵素に結合するかは，医薬品の化学構造が重要になる．言い換えれば，ある特定の薬理作用を示すためには医薬品名が重要ではなく，その医薬品が持っている官能基とその立体的な配置が大切な役割を担っている．また，薬の副作用も同様に構造式から理解することが可能である．大学時代に有機化学を習得している薬剤師は有機化学の視点で臨床を眺めることのできる唯一の医療人といえる．このように，医療に有機化学的な概念を導入することが，pharmaceutical care の重要な点の1つではないかと考える．

　学生は6年間薬学に関する多くの学問を学習するが，その手法は，基礎薬学から臨床薬学へと知識を積み重ねていく方式である．しかし，卒業後，医療人として求められる思考回路は全く逆で，臨床の現場での問題を発見して，それを様々な分野の薬学関連知識と連携させて思考し，その後応用力を持ってフィードバックして臨床現場の問題を解決する．この手法ができてこそ，問題解決能力を有する科学的考察ができる薬剤師といえる．この手法を習得させるためには「橋渡し教育」の構築が重要であると考える．

著者らも「橋渡し教育」について，選択科目として本学カリキュラムに加えて，試行錯誤をしながら行っている．その教材を今回教科書としてまとめた．

第1章は，本書の概要を示すべく，医薬品の副作用を例に，官能基の持つ意味を臨床，薬理，基礎薬学と連携させて理解することの重要性について示した．副作用を臨床分野の事実として捉えるだけでなく，副作用を示す官能基を特定し，この副作用を有機化学および医薬品化学を土台として官能基の特徴から理論的に理解した後，この副作用の持つ意味を薬理学的および臨床薬学的に理解すると，知識がより深くなり，応用力が身につき，薬剤師として必要な問題解決型能力が備わってくる．官能基としては低学年でも簡単に理解しやすいものを取り上げている．

第2章は医療系テキストとしてよくある，疾患（パーキンソン病）からストーリーを展開する構成とした．ただし従来の書籍と大きく異なるのは，薬局に来た患者さんと，指導薬剤師と実習生が会話をする中で，実習生が治療と治療薬の可能性について勉強していく設定になっている点である．すなわち，臨床現場での問題点や出来事から，薬理学的および有機化学的に掘り下げていき理解する仕組みになっている．さらに薬理学的，有機化学的に理解できたことを臨床にフィードバックして，より広い視野で疾患および治療薬を眺めることの大切さを示した．

第3章は前章と同じく患者さん（健康であるが）と薬剤師の問答を通してストーリーが展開するが，前章と大きく異なるのが，健康な患者さんの潜在的な疾患の可能性とその予防に踏み込んで議論を展開していることである．すなわち，従来型の疾患ありきの医療から，積極的な関与による健康の維持という未来的な医療について語っていることである．類似の構造を持つ医薬品の代表としてキサンチン骨格を有する医薬品をとりあげ，この骨格を持つものは，薬だけでなく，食品，嗜好品および生体内にも数多く存在していること，それらは身体に様々な影響を与えること，薬との相互作用についても注意が必要であることなどを学生に気付いてもらい，常に広い科学的な視点で医療と健康を俯瞰することの重要性を示した．本章はキーポイントをQ＆A方式でハイライトし，内容も低学年向けと高学年向けにレベル別に設定し，幅広く活用できるようにした．

上記のように，異なる切り口での臨床薬学，薬理学，基礎薬学の連携の必要性を示した．学生は分野ごとに学習することが多いが，実際の臨床現場で求められているのは，分野の知識を最大限活用して患者さんとその家族により優しい治療を提供することである．本書を活用して，多くの学生が思考能力や問題解決能力を醸成して臨床現場で活躍できる薬剤師（医療人）に成長することを願っている．

臨床と基礎の連携がいかに大切であるか，それをいかにわかりやすく表現すべきか，執筆陣3名（宮田，水谷，土生）と京都廣川書店・廣川重男社長とで十数回に渡る会議を通じ，構成を固め執筆を進めて完成したのが本書である．斬新な構成であるがゆえに種々御見解もあろうかと思うが，忌憚なき御意見を頂ければ幸いである．

最後に並々ならぬ情熱で本書の企画を支えて頂いた京都廣川書店・廣川重男社長，また，上梓に向けてご尽力を頂いた編集・制作部の田中英知氏を始めとする同社スタッフの皆様に深謝申し上げる．

2018年8月

著者代表　宮田　興子

目　　次

第1章　医薬品の構造から得られる医薬品情報　～ピボキシル基を有する医薬品について～　*1*

1-1　ピボキシル基が低血糖の原因になる！ ……………………………………… *1*

1-2　セフジトレン ピボキシルの構造を眺めてみよう ………………………… *3*

1-3　副作用を理解するためのエステル化反応とエステルの加水分解反応 ……… *5*

1-4　セフジトレンを経口投与できるようにするために …………………………… *7*

1-5　セフジトレン ピボキシルの代謝（ピバリン酸の生成） …………………… *8*

1-6　代謝により生成したセフジトレンの抗菌活性 ……………………………… *9*

1-7　代謝により生成したピバリン酸の低血糖作用 ……………………………… *11*

1-8　低血糖を示す類似医薬品を探そう …………………………………………… *14*

1-9　将来の活躍を夢みて，橋渡し学習にチャレンジしよう …………………… *15*

第2章　原因と作用機序から疾患と薬の関係について考える　～パーキンソン病の場合～　*17*

2-1　パーキンソン病の病態 ………………………………………………………… *18*

　　2-1-1　パーキンソン病の概要　*18*

　　2-1-2　パーキンソン病の運動系の症状（4つの主症状）　*19*

　　2-1-3　中枢神経系の変性　*21*

　　2-1-4　パーキンソン病の自律神経系症状・精神症状　*25*

2-2　パーキンソン病治療へのアプローチ ………………………………………… *29*

　　2-2-1　不足しているドパミンを投与するのは有効か？〔まとめ図①〕　*29*

　　2-2-2　脳内のドパミン濃度を上げる医薬品〔まとめ図②〕　*33*

2-3　薬物治療1：配合剤（カルビドパ，ベンセラシド，エンタカポン）………… *40*

　　2-3-1　末梢でレボドパが代謝されるのを阻害する　*40*

　　2-3-2　芳香族 L-アミノ酸脱炭酸酵素を阻害する医薬品（カルビドパ，ベンセラジド）〔まとめ図③，④〕　*40*

　　2-3-3　カテコール-O-メチル基転移酵素を阻害する医薬品（エンタカポン）〔まとめ図⑤〕　*48*

　　2-3-4　病状の進行　*50*

2-4　薬物治療2：中枢でのドパミン酸化酵素阻害薬（セレギリン）…………… *53*

　　2-4-1　中枢でドパミンの酸化を阻害する医薬品（セレギリン）〔まとめ図⑥〕　*53*

2-5	薬物治療3：その他の治療薬	59
	2-5-1　アマンタジン〔まとめ図⑦〕　59	
	2-5-2　ゾニサミド〔まとめ図⑧〕　60	

2-6	薬物治療4：ドパミン作動薬	61
	2-6-1　ドパミン受容体を刺激する医薬品〔まとめ図⑨〕　61	

2-7	薬物治療5：ムスカリン受容体遮断薬（抗コリン薬）	66
	2-7-1　中枢のドパミン神経系がかかわる疾患，副作用　66	
	2-7-2　ドパミンとアセチルコリンのバランス（ムスカリン受容体遮断薬）　〔まとめ図⑩〕　71	

2-8	薬物治療6：その他	73
	2-8-1　ノルアドレナリン前駆体（ドロキシドパ）〔まとめ図⑪〕　73	
	2-8-2　アデノシン A$_{2A}$ 受容体阻害薬（イストラデフィリン）〔まとめ図⑫〕　74	

第3章　身近な事例から生体と薬，生活について考える　～カフェインとタバコから…～　77

3-1	まず，カフェイン…	77
	3-1-1　カフェインとその作用　78	
	3-1-2　痛風と尿酸，その治療薬　82	
	3-1-3　カフェイン，漢方薬（葛根湯），そして血圧　95	
	3-1-4　高血圧と治療薬　101	
	3-1-5　アスピリン，COX，痛風から治療と生活について考える　105	
	3-1-6　もう一度，カフェインとアロプリノール　114	

3-2	続いてタバコ…	116
	3-2-1　喘息（アレルギー）と薬　117	
	3-2-2　タバコと生体，そして薬　123	

付　録　作用機序からみる医薬品の化学構造　127

索　引　137

第1章

医薬品の構造から得られる医薬品情報
～ピボキシル基を有する医薬品について～

　薬を使った後，実際に効いたのか，あるいは残念ながら副作用が出てしまったのかという結果が重要です．では，薬を使った結果がどうなるかという知識をたくわえることが，薬学部で6年学び薬剤師となる目標でしょうか？例えば，医薬品医療機器総合機構PMDAから，「ピボキシル（ピバロイル オキシメチル）基を有する抗菌薬投与による小児等の重篤な低カルニチン血症と低血糖について」という注意喚起が出されています．「ピボキシル基を有する抗菌薬」がどの薬剤かがわかるには，「ピボキシル基がどのようなものか」という知識が重要です．しかし，「誰かが対象薬剤の一覧表を作ってくれたら，そんな有機化学の知識はいらない」と考える薬剤師もいるかもしれません．

　では，今回の注意喚起は，抗菌薬の中でもピボキシル基を有するものだけに当てはまるものなのでしょうか？「いや，それも誰かよく知っている人が，まとめておいてくれるといい」と考える人もいるでしょう．このような他人頼みを繰り返していくなら，あなたはいつ，どこで「薬剤師」として，患者や他の医療従事者から必要とされていくのでしょうか．確かに薬学は「知識」として学ぶことが膨大にありますが，本章に記すように今回の注意喚起を主に有機化学の観点から，生化学，薬理学，薬物動態学等との関連へ応用力を持ってみていくと，内容が深く理解できるだけではなく，他の薬剤についても理解が深まっていきます．

　このように，結論だけではなく，疑問を持ち，考えていく能力を身につけ，実際に臨床現場で生じたことと照らし合わせてみていけるようになることが，薬学6年制，薬剤師に求められていることです．

1−1 ● ピボキシル基が低血糖の原因になる！

◤ 医薬品医療機器総合機構 PMDA からの注意喚起 ◢
～「ピボキシル基を有する抗菌薬投与による
　　　　　　　　小児等の重篤な低カルニチン血症と低血糖について」～

実習生：こんな注意喚起があるのですね，抗菌薬で副作用ですって．薬には副作用が付きものなので，仕方ないですね．

指導薬剤師：おいおい，『仕方ない』で簡単にすませるなよ・・・．どれほど患者さんや家族の身体や心，生活に影響するかわかってる？

実習生：すいません．でも，もっとわかりやすい資料がほしいです．ピボキシル基って・・・，誰かが対象薬剤の一覧表作ってくれてたらこんな言葉を知らなくても大丈夫なのに．

指導薬剤師：確かに一覧表があると便利だけど，そんな簡単なものかな．じゃあ，君が一覧表を作るとして，低カルニチン血症と低血糖のリスクがある薬剤は，抗菌薬の中でもピボキシル基を有するものだけに当てはまるものかな？それとも，特にはピボキシル基を持つものだけど，抗菌薬全般に注意して患者さんをみていくべきかな？

実習生：いや～，わかりませんけど，公的な文書で他の抗菌薬も注意が必要なら「ピボキシル基『等』」っていうタイトルになるかな．どうです，この推理力！！！それに，誰かよく知っている人が，きっとネットにまとめてくれてますよ．

指導薬剤師：・・・さっきから当てずっぽうや他人に頼ってばかりで，この調子じゃあ，君が薬剤師として活躍することはなさそうかな．

実習生：頑張って，重い輸液を運びま～す．

指導薬剤師：えっ，薬学部で6年学んで，搬送屋さん目指しているの？？？ちゃんと有機化学の観点から，生化学，薬理学，薬物動態学等へと関連づけてみていくと，今回の注意喚起の内容もよくわかるし，他の薬のことも理解できるんだよ．それに，臨床現場での現象なんて，原因がわからないことがいっぱいあるから，はっきりした正解がない中でどう考えていくか，そういう能力を持っていくのが，薬学6年制の意義だし，薬剤師の持っておくべき能力じゃないかな．

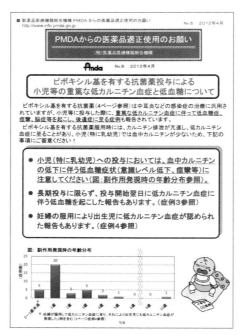

PMDA からの医薬品適正使用のお願い No.8

1-2 ● セフジトレン ピボキシルの構造を眺めてみよう

β-ラクタム系抗生物質のうち，セフジトレン ピボキシル（メイアクト MS®錠，Meiji Seika ファルマ）の構造を図1-1に示した．眺めてみるとかなり大きな分子のようにみえ，どこをどのようにみて理解したらよいかが初めのうちはかなり困難である．しかし慣れてくると，図1-1に示したように構造を分割して眺めることできるようになり，構造から，このセフェム系医薬品はどのような特徴があるか理解できる．その中で，副作用として重要なピボキシル基に焦点を合わせて述べる．

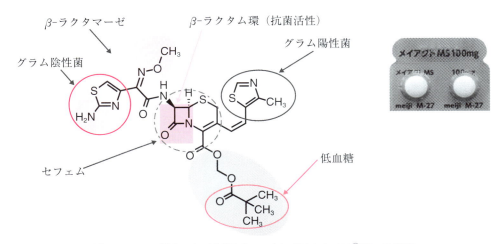

図1-1 セフジトレン ピボキシル（メイアクト MS®錠）の構造

2012年に医薬品医療機器総合機構 PMDA からの医薬品適正使用のお願いとして，「ピボキシル基を有する抗菌薬投与による小児等の重篤な低カルニチン血症と低血糖について」というお知らせが，代表的な症例とともに示された．これをそのまま鵜呑みにするとそれ以上の進展性はな

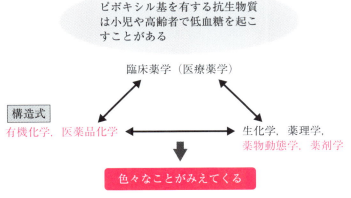

図1-2 副作用と各種教育科目との関連性

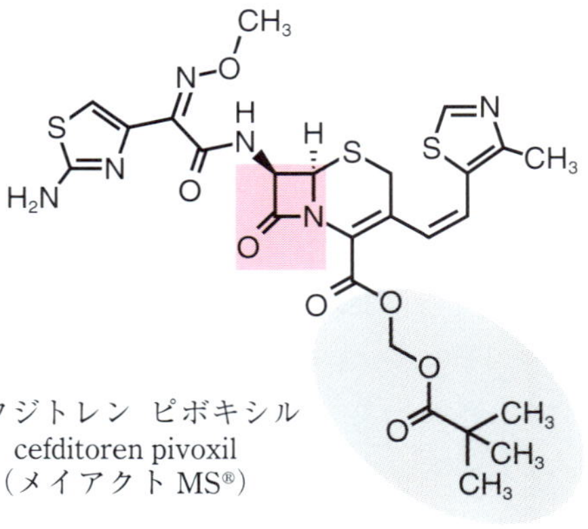

セフジトレン ピボキシル
cefditoren pivoxil
（メイアクト MS®）

経口用セフェム系抗生物質

（添付文書，インタビューフォームより）

・抗菌作用―薬理学
細菌細胞壁の合成阻害である．各種細菌のペニシリン結合蛋白（トランスペプチダーゼ）への親和性が高く殺菌的に作用する．
各種細菌の産生する β-ラクタマーゼに対して安定で，β-ラクタマーゼ産生株に対しても強い抗菌力を示す．

・代謝・排泄―薬物動態学，生化学
吸収時に腸管壁で代謝を受けて，抗菌活性を有するセフジトレンとピバリン酸になる．
ピバリン酸は，カルニチン抱合を受け，尿中にピバロイルカルニチンとして排泄される．セフジトレンは，ほとんど代謝を受けることなく，主として尿，及び胆汁中に排泄される．

・注意―実務
小児（特に乳幼児）においてピボキシル基を有する抗生物質（小児用製剤）の投与により，低カルニチン血症に伴う低血糖があらわれることがある．
痙攣，意識障害等の低血糖症状が認められた場合には投与を中止し，適切な処置を行うこと．

図1-3　セフジトレン ピボキシル（メイアクト MS®錠）の添付文書，インタビューフォームからの抽出事項

い．臨床現場で発見されたこの副作用を有機化学，生化学，薬理学，薬物動態学との関連性をふまえて理解することが重要で，そのためには様々な科目間をつなぐ橋渡し学習が必要になってくる．

まず，ピボキシル基を持つセフジトレン ピボキシル（メイアクト MS®錠）の添付文書とインタビューフォームから，有機化学を基盤とした橋渡し学習に重要と思われる部分をピックアップした（図1-3）．医薬品を経口用にするための方法，薬理学に関係する抗菌作用の反応機序，また，代謝，排泄に関係する生化学，薬物動態学，実務の分野の使用上の注意事項が記載されている．この中で有機化学と関連するキーワードに下線を付した．

これらのキーワードを図1-4にまとめたが，一見これらは全く関係のない別々のこととして認識する必要があるように思える．しかし，有機化学まで遡って考えると，カルボン酸とエステルの性質や反応が理解できれば，これらのキーワードは理解できる．カルボン酸とアルコールはエステルと比較すると極性が高く，このうちカルボン酸は酸性化合物であり，カルボン酸とアルコールからエステルが生成する．カルボン酸を主体とすると，カルボン酸のエステル化反応であ

第1章 医薬品の構造から得られる医薬品情報　5

構造式と関連させて理解するための基礎知識

メイアクトMS®の添付文書におけるキーワード

・経口用
・細菌細胞壁の合成阻害
・代謝（セフジトレン，ピバリン酸）
・カルニチン抱合
・ピバロイルカルニチン
・低カルニチン血症に伴う低血糖

構造式を使って有機化学的に理解

カルボン酸およびエステルの性質

カルボン酸のエステル化反応（アルコールのアシル化反応）
エステルの加水分解反応

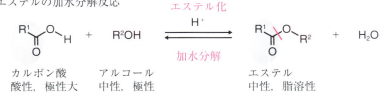

カルボン酸　　アルコール　　　　　　エステル
酸性，極性大　中性，極性　　　　　　中性，脂溶性

図1-4　セフジトレン ピボキシル（メイアクトMS®錠）の添付文書から抽出したキーワード

るが，アルコールを主体とすると，アルコールのアシル化反応になる．また，エステルを加水分解するとカルボン酸とアルコールになる．この反応については，有機化学の分野で詳しく説明する．

1-3 ● 副作用を理解するためのエステル化反応とエステルの加水分解反応

　エステルは，酸触媒下でカルボン酸をアルコールと反応させると得られる．この場合，アルコールは過剰量用いる必要があり，反応条件として，通常はアルコールの沸点まで温度を上げて，アルコールが還流する条件で反応させる．カルボン酸とアルコールを1対1で，しかも室温で反応させるには，カルボン酸が活性化された化合物，すなわち塩化アシル（または，酸無水物）をカルボン酸のかわりに用いてエステル化反応を行う．
　このようにして得られたエステルは，酸触媒下，水中で加熱還流すると，加水分解反応が進行して，カルボン酸とアルコールになる．加水分解反応は，水酸化ナトリウムのような塩基存在下でも進行する（図1-5）．
　身体の中では，エステル化と加水分解はどのように行われているのだろうか．まずエステル化について，カルボン酸はこのままではエステル化されないが，アデノシン三リン酸とコエンザイムAの力を借りて，カルボン酸が活性化された状態であるチオールエステルに変換され，その後，アルコールと反応してエステルが生成する．例えば，アセチルコリンは上記の反応を用いて生体内で合成される（図1-6）．

<u>カルボン酸のエステル化反応</u>

$R^1COOH + R^2OH \rightleftharpoons R^1COOR^2 + H_2O$ 　可逆反応 　(H⁺触媒)

$R^1COCl + R^2OH \rightarrow R^1COOR^2$

塩化アシル＝カルボン酸が活性化された状態

酸無水物＝カルボン酸が活性化された状態 ($(R^1CO)_2O$)

<u>エステルの加水分解反応</u>

$R^1COOR^2 \xrightarrow{H^+, H_2O} R^1COOH + HO-R^2$ 　H⁺：触媒量

$R^1COOR^2 \xrightarrow{NaOH, H_2O} R^1COONa + HO-R^2$ 　NaOH：化学量論量必要

$R^1COONa \xrightarrow{HCl, H_2O} R^1COOH$

図1-5　フラスコ内でのエステル化反応とエステルの加水分解反応

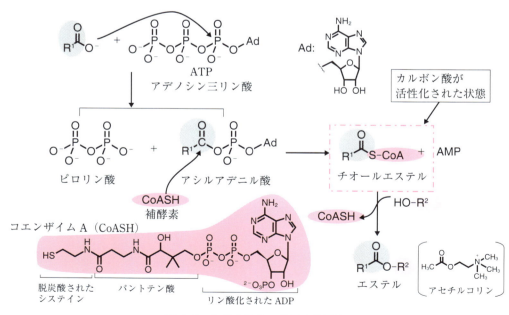

図1-6　生体内でのエステル化反応

エステラーゼの活性中心

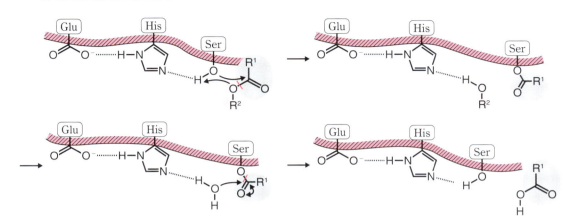

図 1-7　生体内でのエステルの加水分解反応

　次にエステルがエステラーゼによって加水分解される例を示す．エステラーゼの活性部位でプロトン移動のリレーが進行した結果，活性化されたセリンのヒドロキシ基にエステルのアシルグループが移動して，最後に水によって加水分解されてカルボン酸になる．このようにして生体内でエステルはカルボン酸とアルコールに分解される（図 1-7）．

1-4 ● セフジトレンを経口投与できるようにするために

　次に，これらの基礎的な有機化学，生化学の知識で，先程のセフジトレン ピボキシルのキーワードを 1 つずつ理解してみよう（図 1-3，図 1-4 参照）．
　まず，経口用の部分である．活性本体であるセフジトレンに存在するカルボン酸は極性が高いので，小腸から満足に吸収されない．したがって，脂溶性を上げる目的でエステル化して小腸からの吸収をよくしている．
　このようにそのままでは目的の薬理作用を発揮せず，生体内へ吸収された後，代謝されて初めて薬理活性を発揮する薬をプロドラッグという．極性の高い化合物を経口投与するためには，プロドラッグ化が必要になる（図 1-8）．

なぜ，もともとカルボン酸だった部分に置換基を導入する必要があったのでしょうか？

脂溶性を上げて，小腸からの吸収をよくするため
（経口剤，プロドラッグ化）

図 1-8　経口用セフェム

1-5 ● セフジトレン ピボキシルの代謝（ピバリン酸の生成）

　次に，先程のセフジトレン ピボキシルの添付文書あるいはインタビューフォームに書かれている代謝の部分に注目して（図1-3参照），この部分を有機化学的に考察する．図1-9に示すようにセフジトレン ピボキシルは吸収されると腸管壁に存在するエステラーゼにより加水分解される．セフジトレン ピボキシルにはエステル構造が2か所存在するため，先に示したエステルの基礎的知識で考えると，ピンクの線で示した部分で加水分解が進行すると，セフジトレン，ホルムアルデヒドおよびピバリン酸が生成すると考えられる．セフジトレンは活性本体であり，ピバリン酸が副作用である低カルニチン血症や低血糖を引き起こす原因物質である（後述）．この時，添付文書では書かれていないが，有機化学反応式で記載すると，ホルムアルデヒドが生成することが認識できる．ホルムアルデヒドはシックハウスの原因物質といわれているものであり，この点についても注意を払う必要がある．このように添付文書に文章で記載されている部分を有機化学反応式で記載して考えることにより，薬剤師にしか気づくことのできないことも発見できる（図1-9）．

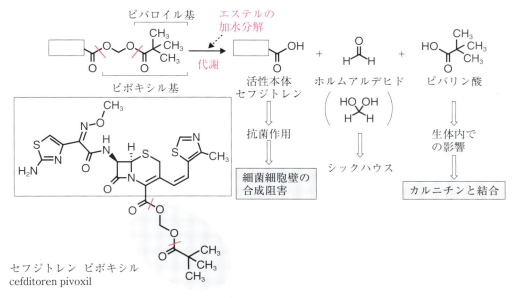

図 1-9 セフジトレン ピボキシルの代謝

1-6 ● 代謝により生成したセフジトレンの抗菌活性

次に，セフジトレンは，どのようにして抗菌活性を示すのだろうか．これも薬理学と有機化学とのコラボで理解ができる（図 1-3，図 1-4 参照）．

細菌の細胞壁合成の最終段階には，トランスペプチダーゼという酵素がかかわっている．この酵素は，2 つのペプチドグリカンを架橋して細胞壁を丈夫な網目構造にするものである．具体的には，そのうちの 1 つのペプチドグリカンの末端に存在する D-アラニン（D-Ala）を切り離しながら 2 番目の D-アラニンと他方の鎖に存在するグリシンと結合形成を行い，細胞壁を完成させる．β-ラクタム環を持つ抗菌薬は，この段階を阻害する．すなわちトランスペプチダーゼに取り込まれる D-Ala-D-Ala と β-ラクタム系抗生物質との構造を比較すると，非常に類似していることからトランスペプチダーゼが間違って β-ラクタム系抗生物質を取り込み，本来の働きが阻害される（図 1-10）．

これを有機化学的に説明すると，エステル化反応が重要な反応となっている．トランスペプチダーゼのセリンのヒドロキシ基は，2 つの D-アラニンのペプチド結合部分を攻撃して，エステルが生成する．このエステルにペプチド鎖のグリシンが攻撃して，ペプチドを形成し，細胞壁が完成する．β-ラクタム環を有する抗菌薬が存在すると，ペプチドグリカンが入ってくるべき酵素の活性部位に医薬品が挿入され，通常ペプチド結合と反応するはずのセリンのヒドロキシ基と β-ラクタムが反応して，エステル結合を形成する．その結果，通常行われる図 1-11（1）の反応を進行させることが困難となり，細胞壁の合成が完成できず，菌は死滅する．

これが，β-ラクタム環を有する抗菌薬が細菌の細胞壁合成を阻害する作用機序を有機化学的に説明したものである．このようにセフジトレンの抗菌活性もエステル，カルボン酸の性質，反応性を知っていれば，有機化学的に容易に理解できる（図 1-11）．

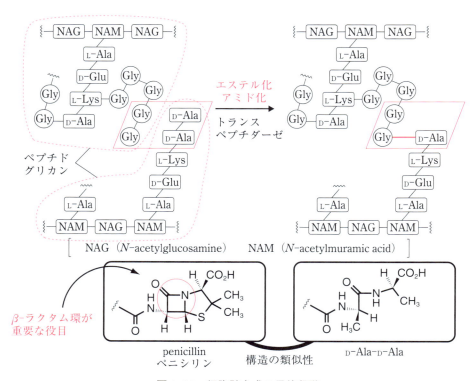

図 1-10 細胞壁合成の最終段階

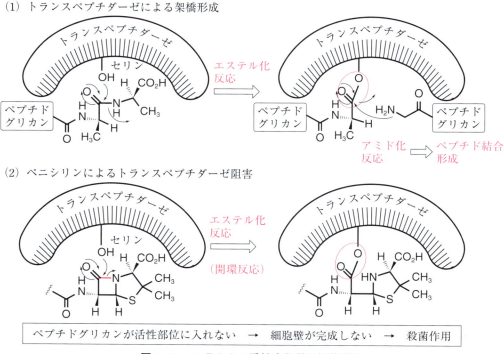

図 1-11 β-ラクタム系抗生物質の抗菌機序

1−7 ● 代謝により生成したピバリン酸の低血糖作用

　次に，セフジトレン ピボキシルが代謝されて（加水分解によって）生じたピバリン酸について述べる．「ピバリン酸はカルニチン抱合を受け，尿中にピバロイルカルニチンとして排泄される」（図1-3 参照）．この部分は有機化学的にどのように理解したらよいのだろうか．まず，カルニチンが生体内でどんな役割を行っているか知る必要がある．

　カルニチンの構造は，図1-12 に示した．カルチニンは，ミトコンドリア外の脂肪酸をミトコンドリア内に輸送する役目を担っている．このことを有機化学的に説明すると以下のようになる．まず，脂肪酸はコエンザイム A によって活性化された状態になり，この状態で外膜内に取り込まれ，カルニチンのヒドロキシ基とエステル結合を形成する．言い方を変えると，カルニチンは脂肪酸でアシル化され，続いて内膜を通って，ミトコンドリア内に取り込まれる．ここで，再度，脂肪酸部分がコエンザイム A に転位し，これがエネルギー産生に使用される．一方，カルニチンの方は，細胞質に戻って，新たな脂肪酸をミトコンドリア内に輸送する．

　セフジトレン ピボキシルから生成したピバリン酸が体内に存在していたらどうなるのだろうか．ピバリン酸もカルボン酸部分を有しているので，コエンザイム A によって，カルボン酸が活性化された状態になる．したがって，エステル化反応によって，通常，脂肪酸と反応すべきカルニチンと反応すると，ピバロイルカルニチンになり，最終的には，尿に排泄される．したがって脂肪酸と反応すべきカルニチンが欠乏し，脂肪酸のミトコンドリア内への輸送力が低下し，エネルギー産生低下，糖新生の低下，低血糖になる．このように，ピバロイル基から分解により生成するピバリン酸がカルニチンと反応して，体外に排泄されるためカルニチン量が低下し，その結果，低血糖を引き起こすが，なぜ，特に小児に対して気をつけなければならないのだろうか．それは，小児や高齢者はもともとカルニチン量が低いため，影響を受けやすいと言われているためである（図1-13）．

　以上，セフジトレン ピボキシルを例に，添付文書やインタビューフォームに記載されている薬理，代謝，薬物動態に関連するキーワードについて，有機化学的に説明した．

　次に，この点をふまえて，関連医薬品の構造をみて考察する．まず，図1-14 に示した β-ラクタム系抗生物質のうち，ピバリン酸が生成して低血糖を引き起こす医薬品はどれだろうか．

　A，D，E，F はピボキシル基を有する β-ラクタム系抗生物質であり，これらもセフジトレン ピボキシルと同様，低カルニチン血症や低血糖に注意が必要である．B は，ピボキシル基が存在しないので，このような症状はあらわれないと考えられる．よく似た構造を有するセフポドキシム プロキセチル（バナン®錠，第一三共）については，ピバリン酸が生成するかどうか，一度反応式を書いて確認する．図1-15 に示したように，分解により発生するのは活性本体のセフポドキシム，アセトアルデヒド，炭酸，イソプロピルアルコールであり，ピバリン酸は発生しないので，セフポドキシム プロキセチルは，ピバリン酸由来の低血糖については無関係な医薬品であることがわかる．

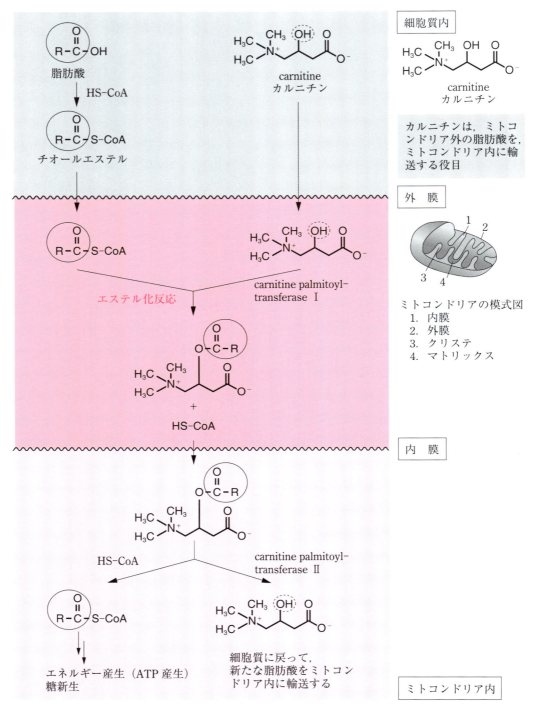

図1-12 生体内におけるカルニチンの働き

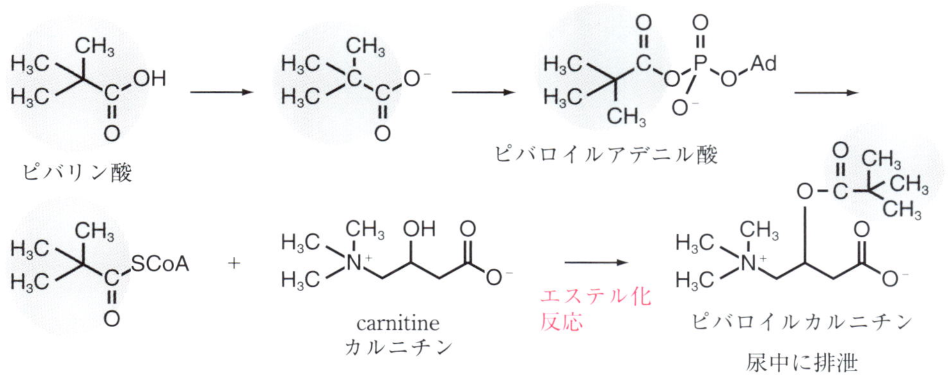

第1章 医薬品の構造から得られる医薬品情報 **13**

ピバリン酸

ピバロイルアデニル酸

carnitine
カルニチン

エステル化
反応

ピバロイルカルニチン

尿中に排泄

脂肪酸と反応すべきカルニチンがピバリン酸と反応して消費される

カルニチンが欠乏 ⟶ 脂肪酸のミトコンドリア内への輸送力低下

低カルニチン血症
高アンモニア血症

エネルギー産生低下，糖新生が低下，低血糖

図1-13 ピバリン酸とカルニチンの反応

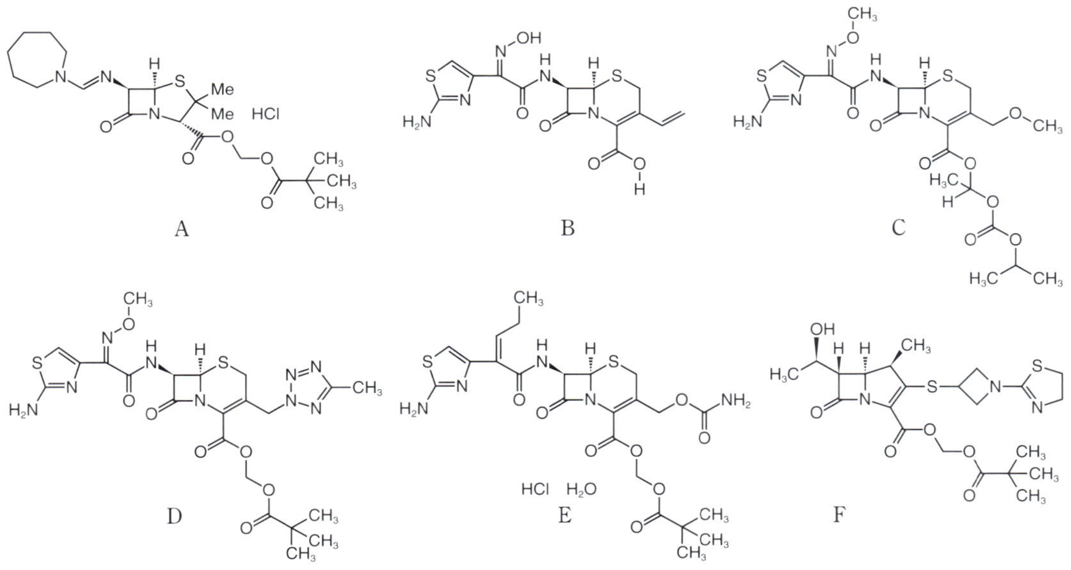

A

B

C

D

E

F

図1-14 各種 β-ラクタム系抗生物質

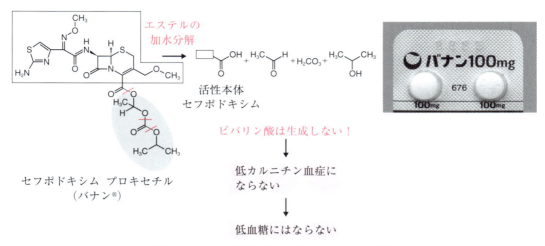

図 1-15　セフポドキシム プロキセチルの代謝

1-8 ● 低血糖を示す類似医薬品を探そう

次にβ-ラクタム系抗生物質以外でピボキシル基を有する医薬品はないだろうか．

抗ウイルス薬のアデホビル ピボキシル（ヘプセラ®錠，グラクソ・スミスクライン）という医薬品がある．これには2つのピボキシル基が存在しているが，このアデホビル ピボキシルの添付文書やインタビューフォームには，カルニチンに関する注意事項はほとんど記載されていない．おそらくこの医薬品の投与量は1日 10 mg 位と少ないため，あまり支障はないと考えられる．また，小児には投与される機会がほとんどないことも起因していると思われる．また，ピバロイル基を有するシベレスタットナトリウム（注射用エラスポール®，小野薬品工業）という医薬品

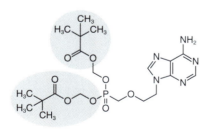

アデホビル ピボキシル
（ヘプセラ®）
抗ウイルス薬

ピボキシル基　有

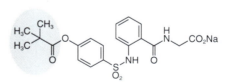

シベレスタットナトリウム
（注射用エラスポール®）
好中球エラスターゼ阻害薬

ピバロイル基　有

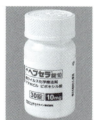
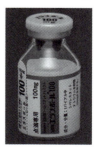

図 1-16　ピボキシル基を有する医薬品

もある（図 1-16）.

その他にもピボキシル基を有する医薬品があるかどうか，構造式をみて一度探してみてほしい．これが，構造式から得られる医薬品情報であり，応用性のある考え方である．

最後に，ピバリン酸と性質のよく似たカルボン酸が医薬品として用いられているので，それについて紹介する．その医薬品はてんかんの治療薬として用いられているバルプロ酸ナトリウム（デパケン®R 錠，協和発酵キリン，セレニカ®R 錠，興和）である．ピバリン酸もバルプロ酸も脂肪酸ほど炭素鎖は長くないが，数個の炭素からなる炭素鎖が存在する鎖状のカルボン酸である．したがってバルプロ酸から生成するチオールエステルによって，カルニチンがアシル化され，ピバリン酸の時と同様に，体外に排出され，低カルニチン血症になる可能性があると考えられる．このことは，バルプロ酸の構造式をみただけで想像できることであるが，添付文書で確認すると注意事項としてカルニチン減少が記載されている（図 1-17）．

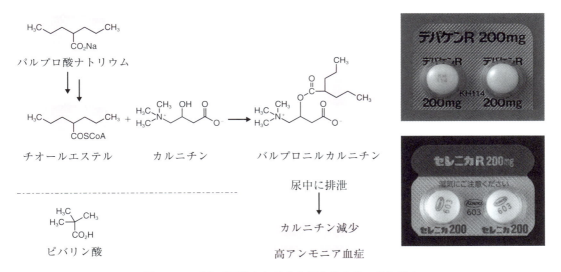

図 1-17　バルプロ酸ナトリウムによるカルニチン減少

1-9 ● 将来の活躍を夢みて，橋渡し学習にチャレンジしよう

以上のように医薬品に含まれている多くの官能基のうち，ピボキシル基に焦点をしぼって，医薬品の構造から得られる医薬品情報がいかに大切で応用性があるかを示した．

基礎学問を通して「薬」の特性を知り，推察することが大切であるが，薬を使用する患者，その家族への影響を学び，臨床に結び付けて理解しておくことが重要である．では，今回取り上げた副作用の低カルニチン血症，低血糖の影響はどのようなものであろうか．低カルニチン血症，低血糖を生じると，意識レベルが下がり，応答があいまいになったりする．また，身体をピクピクと痙攣させることもある．より具体的に，患者が乳幼児であったと想定してみよう．問いかけ

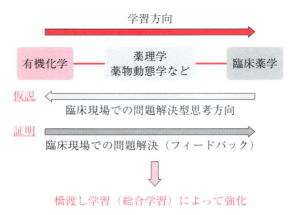

図 1-18　橋渡し学習の必要性

にいつもほどの反応がないという時に，抗生剤を使うきっかけとなった病気によって機嫌も悪く応答があいまいなのか，また，容態が悪化しているようにも見受けられ，親は回復に向けて大きな不安に苛まれることとなる．一見して異常とわかる痙攣を目の当たりにした場合，親がパニックになったとしても当然であろう．また，PMDAの報告をみると，1歳児にこの低カルニチン血症の後，麻痺やてんかん発作が残り，約2年間治療が継続したとあり，患者のみならず，どれほど家族にも影響したかが推察できる．薬剤師は，患者や家族の健康，生活を支えることができ，そのベースが他学部に比べると一見雑多な多領域の学習であることは前述のとおりである．

　薬学においては，臨床現場での話題や問題点を薬学の特徴である基礎薬学の分野で考察し，そこで確認できた事項について，臨床方面にフィードバックすることが，薬学の特徴と考えられる（図 1-18）.

　そのためには，実務（医療），薬物治療，薬物動態，薬剤，製剤，薬理，衛生，生化学，物理化学，有機化学等，薬学で修得する分野を総合的に考える力を養うことが重要であり，橋渡し学習の意識が大切であると考える．

　第2章では原因と作用機序から疾患と薬の関係を考えることに焦点を当て，パーキンソン病治療薬を取り上げる．また，第3章では身近な事例から生体，薬および生活の関連性について考えるために，キサンチン関連医薬品を取り上げ，臨床から基礎へ橋渡し学習用の教材を作成した．

第2章

原因と作用機序から疾患と薬の関係について考える
～パーキンソン病の場合～

　薬局には，地域住民の健康管理のために，サプリメントや健康食品などの健康を維持するための情報を提供し，軽症で急ぎの対応が必要でないと考えられれば，大衆薬の活用を薦めるといった役割があります．一方，患者の状況を判断して，病院への受診勧奨も大切な役割です．次のような場面では，どのような対応が考えられるでしょうか．

◤ Case I ◢

患者：便秘のお薬ってあるかな．昔から便秘が続くようなことはなかったんだけど，3か月前からずっと便秘なんだよね．最近，何も考えずに座っていて，気がついたら右手が震えていたりするんだ．なんでだろうねぇ．

実習生：便秘なんですね．このような薬はどうですか？

指導薬剤師：ちょっと待って．本当にそれでいいの？患者さんの話をもう少し聞いて，質問する必要はないかな？

　健康状態を推察するため，来局者からのお話は重要な情報源ですが，自分が気になった部分を話し，時間も限られており情報が不足しがちです．薬剤師としては，さらにどのような情報を聞き出し，様子を観察するとよいでしょうか．もちろん，「診断」は医師が行うことであり，薬剤師が病気を勝手に決めつけるようなことを行ってはいけませんが，どのような病気を想定できるかで，強く病院への受診を薦めるのか否かというように対応が異なってきます．

　この患者が訴えた「手が震える」という疾患はいくつかあります．最も目にしやすいのは，本態性振戦でしょう．本態性振戦ならば，原因が不明で他に特徴的な症状がなく，一般に大事には至りません．一方，本書で扱うパーキンソン病については，震えの出方が特徴的であり，他にも症状が出ることが多いです．今回の患者さんの場合，好発年齢や便秘の症状から，パーキンソン病に当てはまる可能性が高いでしょうか？さらにどのような症状や訴えを確認すると，パーキンソン病を疑って近いうちに受診するように薦めることができるでしょうか？

2−1 ● パーキンソン病の病態

● 2-1-1　パーキンソン病の概要

　パーキンソン病では，振戦という細かな震えが特徴的であり，この症例報告を行ったジェームス・パーキンソン氏の名前が病名の由来である．特に50歳以上の中高年に発症しやすく，超高齢社会となり有病率が増加傾向にある．平成24年度に患者数は約108,800人と推計されている．未だに根本的な病因は不明であるが，いくつかの仮説が提唱されている．40歳以下で発症したものを若年性パーキンソン病と呼ぶが，この中には遺伝子異常が明らかにされているものもある．また，脳血管障害，脳炎，薬物（統合失調症治療薬など），脳腫瘍，頭部外傷などによりパーキンソン病に特徴的な症状を生じる疾患があり，これを二次性パーキンソン病という．

　パーキンソン病の主な症状に，運動系（錐体外路系）症状，自律神経系症状，精神系症状などが認められる（表2-1）．

表2-1　パーキンソン病の主な症状

運動系の症状	自律神経系の症状	精神系の症状	その他
振戦 筋固縮 無動・寡動 姿勢反応障害	便秘 排尿障害 立ちくらみ 発汗異常 あぶら顔 起立性低血圧	抑うつ 認知症 睡眠障害	脱力感 手足の変形

神経系の分類について

　神経系における中枢神経は脳と脊髄からなり，末梢における感覚器や臓器からの情報を統合して，対応すべき命令を行っている．さらに，脳における高度精神活動は大脳新皮質に，本能行動などは大脳辺縁系に支配されている．

　末梢神経は，体性神経と自律神経に分類される．体性神経は，運動神経（脳からの指令（自分の意志）を骨格筋に伝える）と感覚神経（末梢感覚の情報を脳に伝える）がある．また，自律神経（自分の意志とは無関係に臓器や組織を支配）は，交感神経と副交感神経とからなり，交感神経は興奮時（闘争，逃走，驚愕）に，また副交感神経はリラックス時（休息時など）に優位に働き，脳から臓器や組織に命令を伝える．

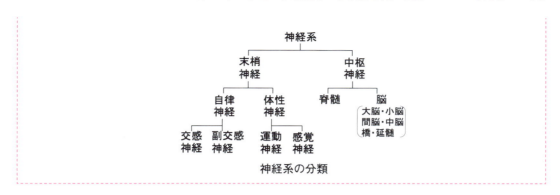

神経系の分類

2-1-2 パーキンソン病の運動系の症状（4つの主症状）

パーキンソン病では，錐体外路症状という運動系の4つの症状が特徴的であり，具体的には振戦，筋固縮，無動・寡動，姿勢反応障害があげられる．

寡動は運動が遅くなることが特徴で，特に運動を開始することが困難になり，日常生活動作を妨げる．筋固縮および姿勢反応障害はパーキンソン病にみられる歩幅の狭い歩行の原因の一部である．また，初期には姿勢反応障害は出現せず，筋固縮と寡動が認められることが多い．一般に，身体の一側の筋固縮，動作緩慢，振戦などで発症し，徐々に両側に進展する．歩行障害は家族らが気づきやすく，本人のQOLにも大きな影響を与える．歩き始めようと思っても，初めの一歩がスムーズに出ない症状を「すくみ足」という．また，歩き始めると，前屈前傾姿勢の手の振りの少ない小股歩行で小走りする「突進現象」がみられる．さらに，運動症状が表情筋に影響すると，表情の変化が乏しい仮面様顔貌となる．

安静時振戦：自分の意思と関係がない小刻みな震えを「振戦」というが，パーキンソン病では，動作をしていない時の振戦が特徴的であることから，『安静時振戦』という．この振戦は，他の動作を行い始めると軽減・消失する．片側から，多くは手から始まり，病気の進行に伴い同じ側の足，やがて両側にみられるようになる．『丸薬丸め運動』という手先で物を丸める動きが典型的である．
筋固縮：筋肉の緊張が高まって固くなるもので，手足の動きが遅くなる．手足を他の人が動かすと，抵抗が感じられる．
無動・寡動：動作が遅くなり，また少なくなるもので，筋固縮とは別の症状と考えられている．まばたきが減って無表情になったり，字を書いているうちに次第に小さくなったりすることがある．
姿勢反応障害：姿勢のバランスが悪くなり，転びやすくなることをいう．前に押されたりすると，姿勢を立て直すことが難しくなり，前へ突進してしまう．姿勢反応障害は，発症初期にはみられないこともある．

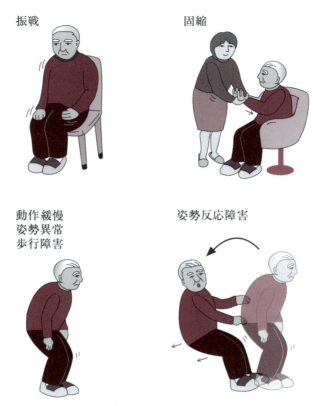

図 2-1　パーキンソン病の運動系の症状

錐体路と錐体外路

　錐体路は皮質脊髄路のことであり，内側と外側の皮質脊髄路がある．皮質脊髄路は，大脳皮質から脊髄までの下行性であり，運動の主経路である歩く，走る，泳ぐなどを司っている．これらは，自己の意思に基づいた運動であり随意運動と呼ばれている．

　一方，錐体路の運動である走る，泳ぐなどの運動に伴う筋肉の緊張や弛緩を無意識に調整しているのが錐体外路であり，姿勢維持などの筋肉の制御を司っている．これらは，自己の意思によらない運動である不随意運動と呼ばれている．

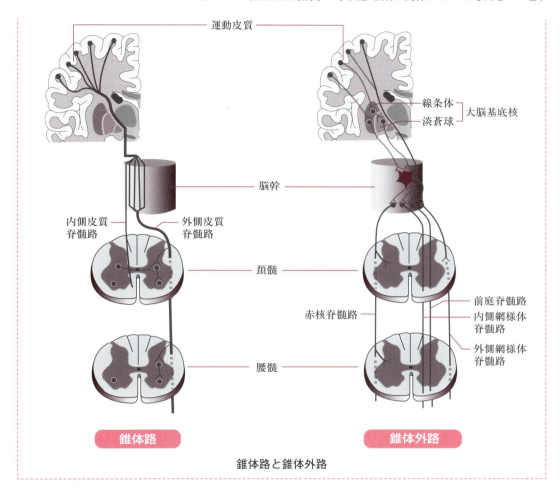

錐体路と錐体外路

2-1-3 中枢神経系の変性

　パーキンソン病は，ドパミン神経系（特に運動機能に関係のある中脳の黒質から線条体に投射している神経細胞）が変性・脱落し，脳内のドパミン濃度が健常人の20％以下になることで発症する．脳内には，レビー小体という特徴的なタンパク質異常凝集体が形成（リン酸化α-シヌクレインの蓄積）され，これが発症原因の1つと考えられている．しかしながら，ドパミン神経系の変性・脱落がなぜ起こるのかについての詳細は明らかになっていない．レビー小体の出現は，右脳と左脳とで異なることが多くある．よって，振戦の症状の多くは片側の手から始まり，同側の足にも広がり，さらに反側の手，足と進行していく．一方，薬剤性パーキンソン症候群では，右脳と左脳両方に影響するため，振戦は両側に生じることが多い．また，パーキンソン病では線条体のドパミンが著明に減少し，呼応してコリン作動性神経の活性化が起こる．さらに，パーキンソン病では黒質と同様に青斑核の細胞も同様に障害を受けており，ノルアドレナリンは減少している．

> **レビー小体について**
>
> レビー小体は，パーキンソン病患者の中脳黒質を中心に発現するが，大脳皮質を中心に出現する疾患がレビー小体型認知症である．パーキンソン病の診断12年後で60％の患者に認知症が認められたという報告がある．また，レビー小体型認知症では，パーキンソン病患者と似た運動機能障害を生じやすいほか，睡眠障害や便秘，起立性低血圧といった症状を生じることがある点も似かよっている．

(1) 正常時

正常状態では，黒質緻密部にあるメラニン含有細胞にたくわえられたドパミンは軸索流に乗って線条体まで到達し，ここで放出されたドパミンは線条体のドパミン D_1 もしくは D_2 受容体に作用する（図2-2）．ドパミンによる D_2 受容体刺激（Giタンパク質を介した cyclic AMP（cAMP）の低下）は，GABA作動性神経の興奮抑制（神経末端からのGABA（抑制性の神経伝達物質）遊離抑制）に，D_1 受容体刺激（Gsタンパク質を介したcAMPの上昇）はGABA作動性神経の興奮（神経末端からのGABA遊離増加）を引き起こす．また，これらの神経の行き先は，D_2 受容体の刺激によるGABA作動性神経は淡蒼球，D_1 受容体の刺激によるGABA作動性神経は黒質網

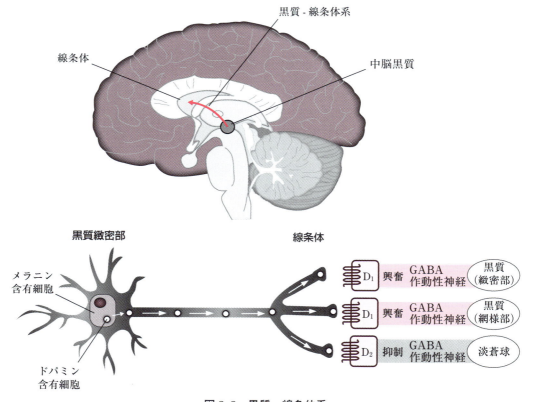

図2-2 黒質－線条体系

様部あるいは黒質緻密部であり，遊離される GABA の量によって後神経の興奮・抑制を調整している（図 2-3）．

また，GABA 作動性神経において，ドパミンが D_2 受容体刺激を介した抑制性の神経伝達物質，一方アセチルコリンがムスカリン受容体刺激を介した興奮性の神経伝達物質として働いている．さらに，ドパミンは，コリン作動性神経上の D_2 受容体を刺激することでアセチルコリンの遊離

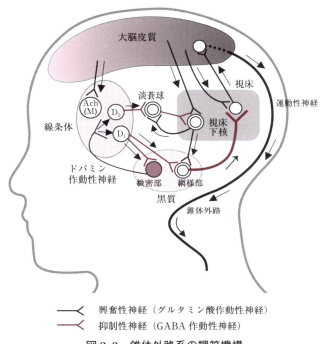

図 2-3　錐体外路系の調節機構

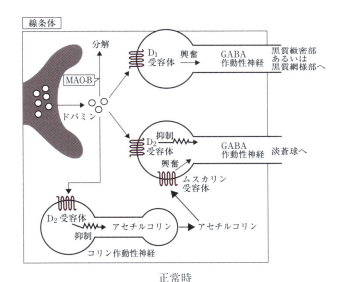

図 2-4　線条体におけるドパミンの作用

に対して抑制的に働いている．このように，ドパミンとアセチルコリンは，両者がバランスを取り合いながら運動機能（不随意運動）の調節を行っている（図2-4）．

7回膜貫通型受容体とGタンパク質

　Gsタンパク質と共役する7回膜貫通型受容体は，アデニル酸シクラーゼを活性化し，細胞内のcAMPを増加させ，プロテインキナーゼA（PKA）を活性化させることにより生理作用をもたらす（上記では，D_1受容体を介したGABA作動性神経の興奮）．

　Giタンパク質と共役する7回膜貫通型受容体は，アデニル酸シクラーゼを抑制し，細胞内のcAMPを低下させ，PKAの活性を低下させることにより生理作用をもたらす（上記では，D_2受容体を介したGABA作動性神経の抑制）．

　Gqタンパク質と共役する7回膜貫通型受容体は，ホスホリパーゼC（PLC）を活性化し，ホスファチジルイノシトール-4,5-二リン酸（PIP_2）からジアシルグリセロール（DAG）とイノシトール-1,4,5-三リン酸（IP_3）を生成させることにより生理作用をもたらす．

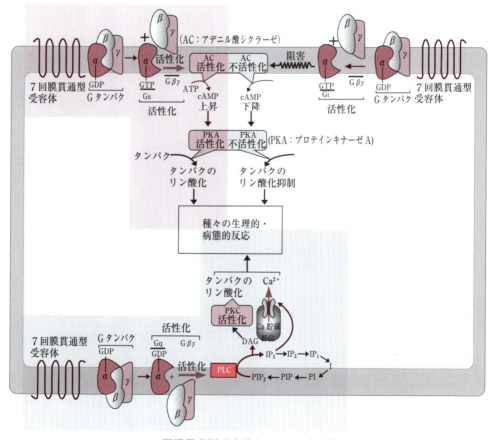

7回膜貫通型受容体とGタンパク質

(2) パーキンソン病発症時

パーキンソン病では，中脳の黒質緻密部のメラニン含有ドパミン作動性神経が変性，そして脱落することで線条体に運ばれ放出されるドパミン量が不足する．

線条体におけるドパミン欠乏は，ドパミンD_2受容体を介するGABA作動性神経を抑制できなくなり興奮させることになる．また，コリン作動性神経におけるドパミンの欠乏は，ドパミンによるD_2受容体を介したアセチルコリン遊離抑制ができないため，アセチルコリンの遊離増加が引き起こされる．増加したアセチルコリンはムスカリン受容体を介してGABA作動性神経の興奮を引き起こす．つまり，ドパミン欠乏によるD_2受容体を介したGABA作動性神経の抑制の抑制（興奮），アセチルコリンの過剰遊離によるGABA作動性神経の興奮の両者により過剰な興奮が引き起こされることになる．このようにドパミンとアセチルコリンのバランスが崩れ，コリン作動性側に傾くことでパーキンソン病の症状が出現する（図2-5）．

また，抗精神病薬は，D_2受容体遮断作用を主たる作用として持っている．このことから，脳内でドパミンによるD_2受容体への刺激が低下することで錐体外路障害（パーキンソン症候群）が起こり薬剤性パーキンソン病が発症する．

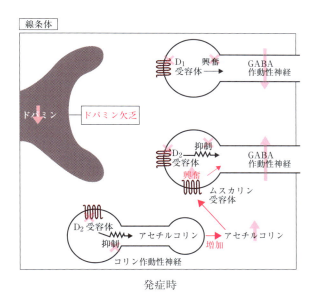

図2-5 パーキンソン病の発症機構

● 2-1-4 パーキンソン病の自律神経系症状・精神症状

(1) 自律神経系症状

パーキンソン病患者に認められる症状は，運動系の症状だけではなく，下記の自律神経障害は多くの患者にみられる．

便秘：パーキンソン病に気がついた時，すでに便秘となっている患者も多い．これは，レビー小

体が中脳黒質のみならず下腹部の神経叢に初期から発現し機能低下，つまり消化管運動が低下することによるとされている．また，一般に歩行が少なくなると腸への刺激が減り，便秘を生じやすくなる．後述する抗コリン薬によっても生じやすい．

排尿障害：主には過活動膀胱であり，頻尿により夜間にトイレへ行くことから不眠の原因となる．また，夜間から朝方に治療薬の効果が減弱し運動機能が低下すると，トイレに行くことが困難となるといった問題点があり，治療が重要である．

起立性低血圧：パーキンソン病ではノルアドレナリンの血中濃度が低下しているとの報告があり，起立性低血圧と関連しているものと推察されている．

その他に，脂漏性顔貌や発症初期に匂いがわからなくなってしまう（嗅覚障害），むずむず足症候群やパーキンソン病に伴う痛み（感覚障害）が認められる．

自律神経系について

交感神経系は闘争，逃走，驚愕時に優位に，また副交感神経は休息，栄養時に優位に働く．自律神経支配臓器は，基本的に交感神経と副交感神経による二重拮抗支配を受けている．

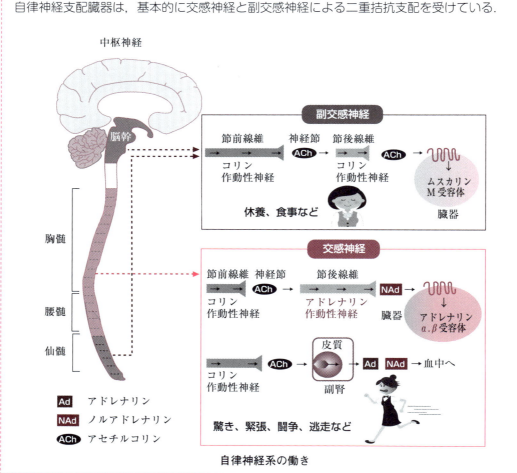

自律神経系の働き

① 胃腸の運動

　胃腸において，交感神経の終末から放出されたノルアドレナリンは胃腸に存在するアドレナリン受容体（α, β）に作用し，胃腸の運動が減少する．一方，副交感神経が興奮すると神経終末から放出されたアセチルコリンは，胃腸のコリン受容体（M_3）を刺激し，運動を増大させる．

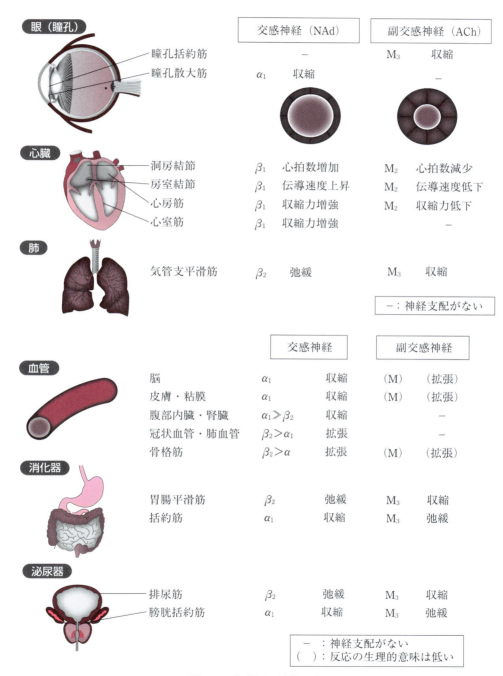

図2-6　各臓器の機能調節

② 排尿

膀胱において，交感神経の興奮が起こると，神経終末からノルアドレナリンが放出され，排尿筋（β_2）および括約筋（α_1）に作用してそれぞれ弛緩および収縮が引き起こされる（排尿機能を抑制して尿を溜める）．また，副交感神経が興奮すると神経終末からアセチルコリンが放出され，排尿筋および括約筋に存在するM_3受容体を介してそれぞれ収縮および弛緩が引き起こされる（排尿機能を促進して排尿）．

③ 循環器

血管および心臓では，交感神経が興奮すると，神経終末からノルアドレナリンが放出され血管（α_1）および心臓（β_1）に作用して，それぞれ収縮および心機能亢進が引き起こされる（血圧の上昇作用）．また，副交感神経が興奮すると神経終末からアセチルコリンが放出され，心臓（M_2）受容体に作用して心機能が抑制される（血圧の低下作用）．パーキンソン病では，ノルアドレナリンが減少しているため，立ち上がる時に脳貧血が起こり，起立性低血圧が起こる．

(2) 精神症状

主な精神症状として，うつや認知機能障害，睡眠障害があげられる．ドパミンは，中脳から主として線条体に投射する運動系のみならず，中脳の腹側被蓋野から側坐核前頭葉に投射する精神系でも神経伝達物質として放出されている．病状の進行とともに精神系のドパミンが減少すると意欲の低下が目立つようになる．なお，仮面様顔貌を生じると，表情が乏しいことからうつのように見受けられるが，混同せず別個に評価する必要がある．また，レビー小体が前脳基底部や大脳皮質に広がると，意識レベルの変動を伴う認知機能障害や幻覚が出現し，認知症を伴うパーキンソン病と呼ばれる状態になる．夜間に怖い夢をみて大声で叫んでしまうREM睡眠の行動異常のほか，入眠障害や中途覚醒，日中の過眠といった睡眠障害がみられる．

....

薬剤師として患者さんにどのような質問をしますか？

実習生：静かにしていると手が動いているのですね．勝手に動く手は両手でしょうか？どちらか決まっているでしょうか？便秘の他に，食べ物の匂いがわからないとか，トイレが近いとか気になることはありませんか？

患者：勝手に動くのは左手ばかりだね．最近，食べ物がおいしく感じないのは匂いがあまりしないからだね．

実習生：そうですか．便秘の薬は取り扱っているのですが，手が動くとかの症状は，神経科のあるような病院でしっかり診てもらった方がよいと思います．近々，仕事をお休みして病院に行けそうな日はありますか？

患者：そうね．とりあえず，便秘の薬は買って，今度神経科のある病院に行ってみるかな．ありがとう．

第2章　原因と作用機序から疾患と薬の関係について考える　**29**

指導薬剤師から実習生へ：

　患者さんの話をよく聞いて，便秘だけに注目せずに，手の震えについても考えないといけませんね．まず，パーキンソン病の病態を説明できますか？ドパミン，アセチルコリンも交えて，病因からおさらいしておきましょう．その上で，次に各種パーキンソン病治療薬の作用点を意識しながら勉強しましょう（口絵まとめ図参照）．

◼ Case II ◼

患者：病院に行ったらパーキンソン病だって言われて，しばらくリハビリの指導をしてもらってたんだけど，今日からお薬飲むことになったよ．食事に注意しなさいと言っていたけど，どうしたらいいのかな？

処方箋

レボドパ・カルビドパ配合薬	1回1錠　1日3回毎食前
酸化マグネシウム 330 mg	1回3錠　1日1回眠前
	14日分

実習生：この薬は，タンパク質を摂ると効果が出づらくなるので，タンパク質を避けてください．

指導薬剤師：確かに，タンパク質は薬の効果に影響するけど，タンパク質を全く摂らなくなると身体に悪いよね．その背景を詳しく知っておくと，もう少し，患者さんに適切で理解しやすい説明ができるかもしれませんね．そのために，パーキンソン病治療薬を構造式から見直して理解しましょう．

2－2 ● パーキンソン病治療へのアプローチ

● 2-2-1　不足しているドパミンを投与するのは有効か？〔まとめ図①〕

　黒質の変性により線条体では，ドパミンが不足する．そのため補充療法としてドパミンを投与することが第一に考えられる．しかしながら，ドパミンを経口投与または静脈内投与しても，脳内にドパミンを補充することはできない．

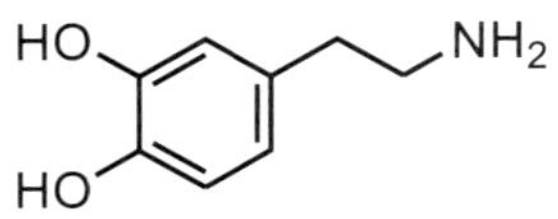

ドパミン
dopamine

図 2-7　ドパミンの構造

　一般に，経口投与された薬物は胃から腸に入り血液中に吸収される．腸の管腔側から血管内に
薬物が吸収されるには，細胞と細胞の隙間（細胞間隙）を通り抜けるルートと細胞（細胞膜およ
び細胞質）を通り抜けていくルートがある．薬物が細胞を透過するには，いくつかの要因が考え
られているが，まずは薬物の溶解性と脂溶性が大きな因子である．細胞の基本構造は脂質二重層
であるため，溶解した薬物は，極性基が少なく脂溶性が高いほど細胞膜を通過しやすくなる．し
たがって，極性基であるヒドロキシ基2つとアミノ基1つを有しているドパミンを服用しても，
腸管からは吸収されにくい．強心薬のドカルパミンはドパミンの3つの極性基を化学修飾し吸収
率を上げた内服薬であり，腸で吸収されたのち加水分解され，末梢でドパミンとして作用を発揮
する．

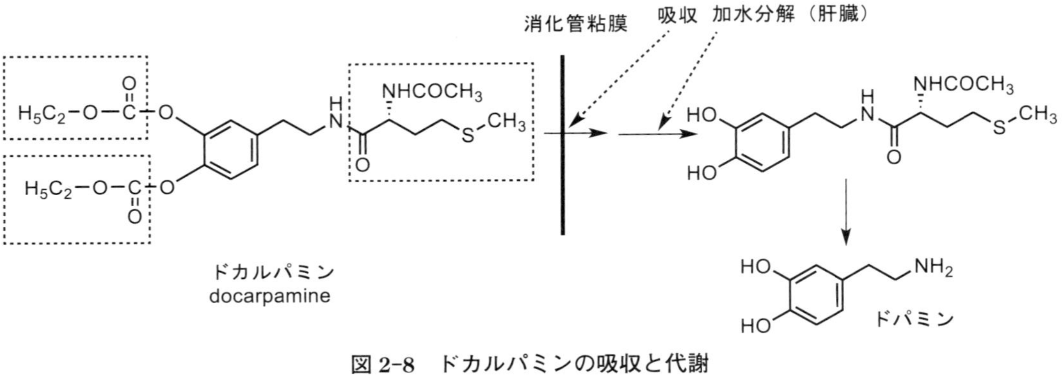

ドカルパミン
docarpamine

図 2-8　ドカルパミンの吸収と代謝

　また，ドパミンを血液中に注射したとしても，血液脳関門という障壁によって血液中から脳内
に移行しにくい．血液脳関門は，不要老廃物や薬物などの異物が血液中から脳へ移行するのを妨
げ，脳を守る役割を果たしている．この障壁としての働きは，脳の血管内皮細胞の特性が大きく
関与している．脳の血管内皮細胞は隣接する内皮細胞と密着（これを tight junction という）し
ており，細胞間隙が非常にまばらで小さいため，多くの水溶性薬物は脳内へ移行できない．さら
に，腸管は特殊な構造のため非常に表面積が広く栄養物質や薬物を吸収しやすいが，脳血管の表
面積は腸のように広くないため，血管側から脳内への物質移行は限定的である．

血液脳関門について

脳の毛細血管は，一般的な毛細血管とは違い，血液中の成分が行き来できないように制限されており，このような構造を血液脳関門と呼ぶ．内皮細胞が tight junction（密着結合）し，その周辺を周皮細胞などが覆っており，さらにその外側にはアストロサイトの突起が伸びて全体を覆っている．

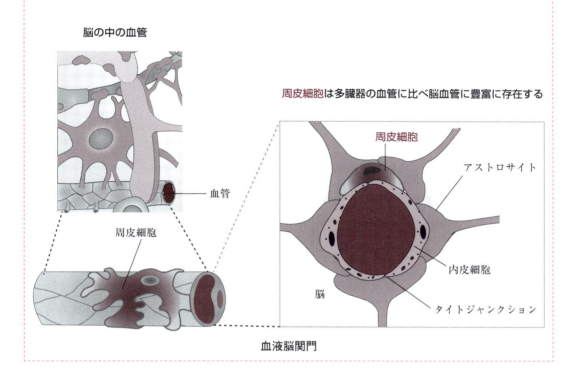

脂質二重層について

細胞表面の膜は，リン脂質を主成分とする脂質二重層で形成されており，その中に物質の輸送など様々な機能を持つタンパクが入り込んだ構造をしている．リン脂質はリン酸を含む極性部と長鎖炭化水素からなる非極性部からなり，極性部が細胞の外界側および内側に向いた二重構造となっている．薬物の吸収においては，ぶ厚い非極性部つまり脂溶性部位を通過するために，脂溶性の高い薬物の方が吸収されやすくなる．ただし，後述するように，薬物が溶解する過程も吸収に必須なため，単純に薬物の脂溶性が高いほど吸収されやすいわけではない．

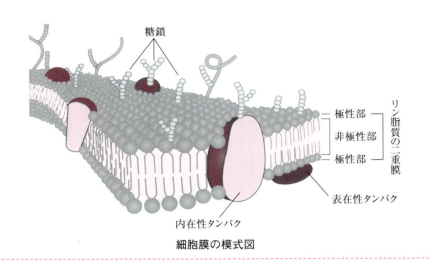

細胞膜の模式図

薬の吸収過程における「溶解」の重要性

内服した薬が吸収されるためには，水や消化液で溶解する必要がある．したがって，分子全体に極性基がなく脂溶性が高すぎると吸収率は悪くなる．抗真菌薬のイトラコナゾールは非常に溶けにくいが，酸性溶液中で溶解性が増大する．したがって，イトラコナゾールのカプセル剤では，胃酸分泌抑制剤との併用で溶解性が低下し，吸収が低下することがあると注意喚起されている．一方，内用液剤はすでにイトラコナゾールが溶解しており，胃酸分泌抑制剤と併用しても吸収性がよい．

極性基について

・双極子モーメントを大きくする置換基を極性基という

　　水素結合性あり -OH, >C=O, -COOH, -NH-R など

・双極子モーメントを小さくする置換基を非極性基という

　　水素結合性なし -CH$_3$, -CH$_2$-, >CH-, >C< など

・極性基を多く含む分子ほど，**極性が高い（水溶性）**
・非極性基を多く含む分子ほど，**極性が低い（脂溶性）**

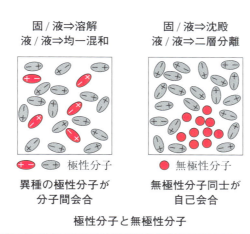

極性分子と無極性分子

薬物等の吸収に有利な腸管の特殊な構造について

　ヒトの小腸は約6mで十二指腸 deodenum, 空腸 jejunum, 回腸 ileum から成っている. 小腸上部の, 吸収に有効な長さ2.8 m, 直径4 cmの管として考えると, 表面積は3,300 cm^2 である. 粘膜表面には輪状ひだがあり, その上に上皮細胞が絨毛 villi 構造をとっており, その表面積は30倍に増大する. さらに, 上皮細胞の表面には微絨毛 microvilli が1個の細胞あたり, 約1,000本も密生する刷子縁構造を有しているため, 有効表面積は600倍になっている.

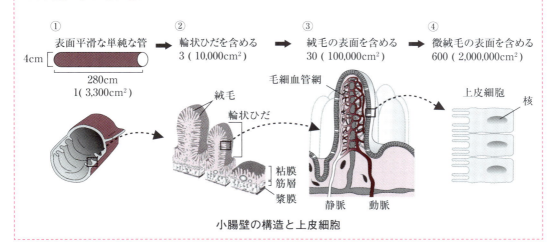

小腸壁の構造と上皮細胞

● 2-2-2　脳内のドパミン濃度を上げる医薬品〔まとめ図②〕

（1）ドパミン前駆物質レボドパの投与

　レボドパは, ドパミンにカルボキシ基といった極性基が付き, 分子量も増えていることから, 通常ならドパミンよりも脳内に移行しづらいと考えられる. しかし, 実際にはレボドパは脳内に

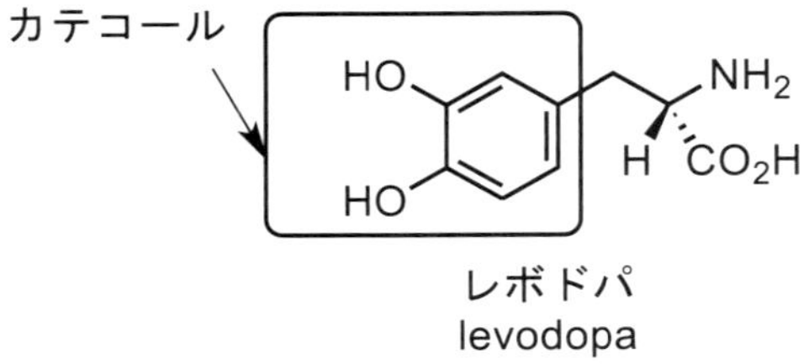

カテコール

HO

HO

NH₂

H CO₂H

レボドパ
levodopa

図 2-9　レボドパの構造

効率よく移行できる.

　血液脳関門には脳内で必要な栄養物質を取り込むための輸送系が存在しており，その1つにアミノ酸トランスポーターがある．レボドパは，アミノ酸の構造を有しているため，アミノ酸トランスポーターによって効率よく脳内に到達することができる．その後，脳内の芳香族 L-アミノ酸脱炭酸酵素（AADC）によってドパミンへ変換されるため，末梢へのレボドパの投与により脳内にドパミンが補充される.

(2) 効率よくレボドパを吸収し脳内に移行させるための工夫

　レボドパを効率よく吸収し脳内に移行させるためには，いろいろと工夫が必要である.

① 溶解性の向上（図 2-10）

　服用した薬物が小腸から吸収されるためには，まず薬物が溶解して，消化管内を迅速に移動し，小腸に達する必要がある．レボドパ自身は，水には溶けにくいため（溶解度：0.014 mmol/L＝2.8 µg/mL），酸性にすることでアンモニウム塩として水溶性を上げることができる．そのため，服用しても効果の発現が遅い（後述 delayed on 現象），または効果が得られない患者では，レモン水のような酸性のジュース類と一緒に服用することで溶解性を上げ，効率的に小腸に移動させて，効果を発現できる場合がある.

② 吸収の向上（図 2-10）

　ドパミンと異なりレボドパが経口投与できるのは，腸管にもアミノ酸トランスポーターが発現しており，効率よく吸収されるためである．消化管を移動する時には，水に溶けやすいイオン形（アンモニウムフォーム）の方がよいが，吸収される時には，分子形（アミンフォーム），特に双性イオンの方が優位である．その理由は，レボドパがアミノ酸トランスポーター（LAT1）を通過する時には，トランスポーターの結合部位と図2-10に示したように，レボドパのカルボキシラート，アンモニウムおよびフェニル基と相互作用するためである.

　摂取したタンパク質に由来するアミノ酸が，レボドパとアミノ酸トランスポーターを競合することがあるため，食事内容や食事と服薬との時間の管理に注意が必要となる．ただし，パーキンソン病は，パーキンソン病ではない人と同等の予後を期待できる疾患である．長期にわたり病気と付き合っていくことになるため，過度にタンパク質の摂取を制限することは望ましくない．バランスのよい食事をとり，食事ごとのタンパク質量の変動を減らすことで，レボドパの効果を安定させることが，目指しやすい目標である.

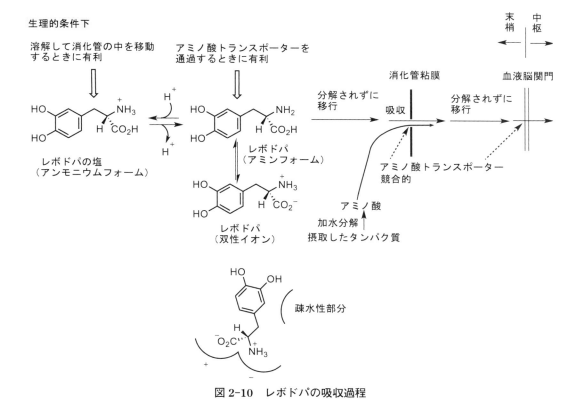

図 2-10 レボドパの吸収過程

③ 酸化防止（図 2-11）

カテコール構造を持つ薬物は，一般的にベンゼン環の電子密度が高いために酸化されて，o-キノンになりやすい．レボドパが酸化されると，黒色のメラニン類が生成することが知られている．まず，カテコールが酸化されて o-キノンになる．o-キノンの生成は塩基性で起こりやすいとされている．塩基性の条件下，フリーのアミノ基は o-キノンに求核攻撃し，分子内閉環反応が進行する．生じた二環性化合物はさらに酸化を受けてメラニンとなる．レボドパ製剤を投与すると，便，尿，汗，唾液が黒色になることがある．メラニンの生成が変色と関連していると考えられている．また，酸化マグネシウムなどの塩基性薬剤と粉砕混合すると変色することがあるため注意が必要であるが，これにもメラニンの生成が関与している．

酸性条件では，塩基性条件とは異なり，アミンはプロトン化されアンモニウム塩として存在する．求核性を失うために，環化はより起こりにくい．カテコールの酸化反応の起こりやすさと，レボドパの化学構造に由来する分解反応系路を考慮すると，レボドパの投与は酸性の条件下で行う方がより望ましい．

①で示したように，レボドパの溶解性を上げるための方法として示したレモン水は，酸性環境を作ることによるレボドパの酸化と分解反応を抑制する効果が期待できる．また，レモン水中には酸化の防止効果を示す（還元作用を有する）ビタミン C が含まれている．これにより，o-キノンはカテコールに変換できる利点も備わっている（図 2-12）．

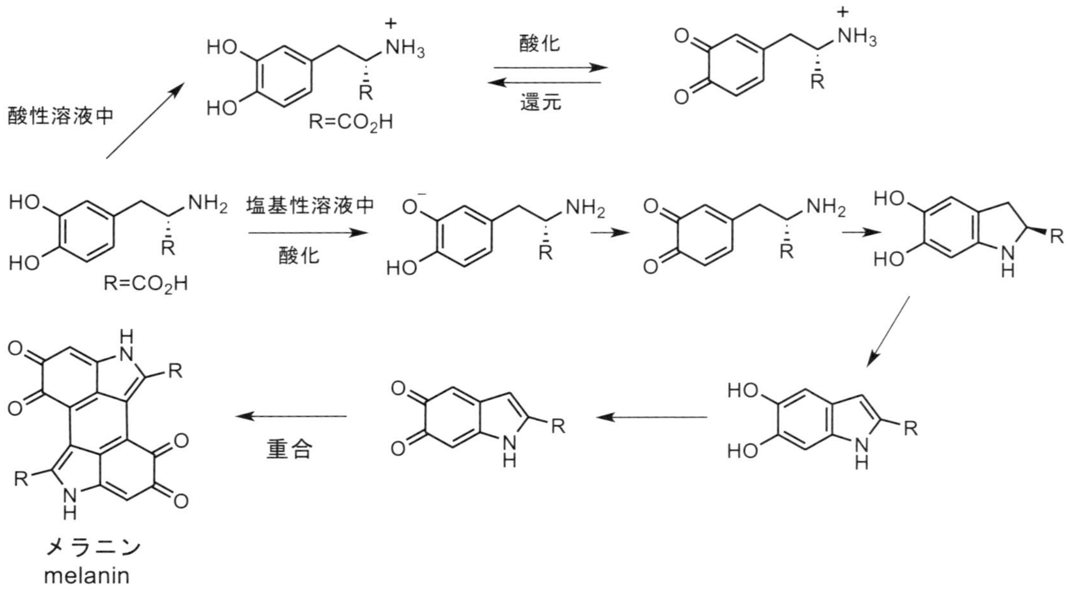

36

図 2-11　レボドパの推定酸化機構

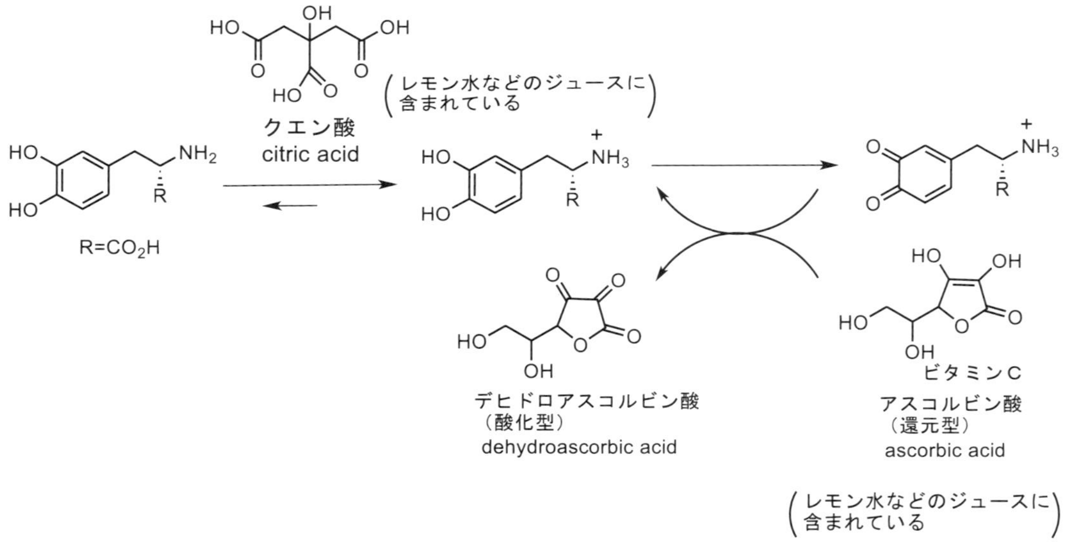

図 2-12　レモン水中のレボドパの安定性

第 2 章　原因と作用機序から疾患と薬の関係について考える　　**37**

酸化と還元

　有機化学における酸化とは有機分子中の酸素含量が増加，水素含量が減少，電子が減少する反応をいう．還元はその逆反応である．酸化反応の 2 つの例を以下に示した． 1 つはアルコールが酸化されてカルボニル化合物が生成する反応である．水素原子が減少しているので，酸化反応である．アスコルビン酸の酸化反応もこれを応用すれば理解できる．アスコルビン酸が酸化されるということは，対象物質が還元されることである．したがってアスコルビン酸は還元剤となる．

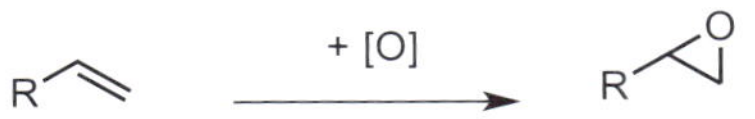

酸素原子の増加

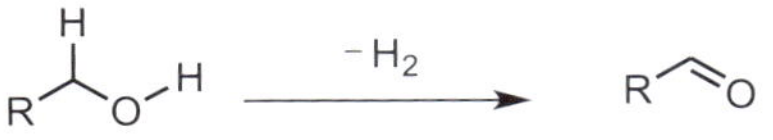

水素原子の減少

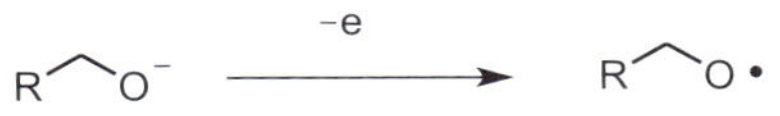

電子の減少　⟹　電子豊富な化合物ほど酸化されやすい

例）アルコールの酸化

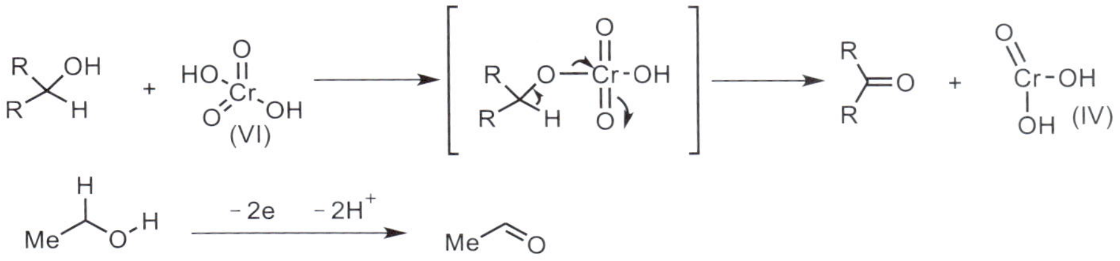

例）アスコルビン酸の酸化
　　モノアニオンになることにより酸化されやすくなる

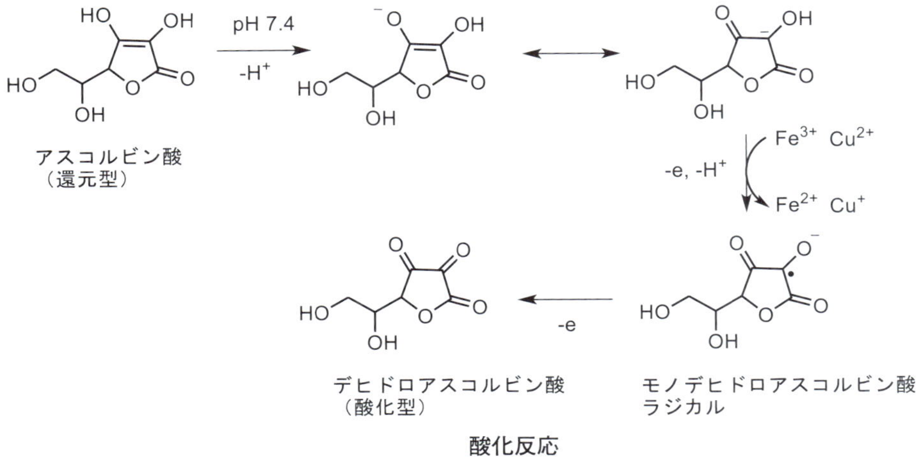

アスコルビン酸
（還元型）

pH 7.4
$-H^+$

Fe^{3+}　Cu^{2+}

$-e, -H^+$

Fe^{2+}　Cu^+

デヒドロアスコルビン酸
（酸化型）

$-e$

モノデヒドロアスコルビン酸
ラジカル

酸化反応

カテコール構造を持つ薬物について

アミノ酸であるチロシンから生合成されるレボドパ，ドパミン，ノルアドレナリン，アドレナリンの他，合成医薬品としてはイソプレナリンやドブタミンがあげられる．これらは「カテコール骨格」と「アミン」を持つことから，「カテコールアミン」と呼ばれる．さらに，後述するパーキンソン病治療薬のカルビドパ，ベンセラジド，エンタカポンもカテコール構造を有する．

「カテコール構造はアルカリ性条件下で不安定である」と化学的に理解できれば，カテコールアミン注射剤とアルカリ性注射剤との混合について予想ができる．実際に，レボドパ，ドパミン，ノルアドレナリン，アドレナリン，イソプレナリン，ドブタミン注射製剤では，変色や沈殿を生じるためにアルカリ性製剤と混合しないように注意喚起されている．

事例1）ドパミン塩酸塩（イノバン®注）のpH変動試験結果

0	1	2	3	4	5	6	7	8	9	10	11	12	13	14

酸緩衝能弱　←10.0　　1.80→　微黄変色　　塩基緩衝能－
　　　　　1.29　　4.01　　7.79

④ 末梢での代謝抑制

芳香族L-アミノ酸脱炭酸酵素（aromatic L-amino acid decarboxylase：AADC）は中枢のみならず末梢にも存在するため，血液内に吸収されたレボドパはドパミンへと変換されていく．この末梢での代謝によって，レボドパの脳内への移行率が低くなるとともに，変換されたドパミンが末梢で作用し，吐き気や食欲不振といった消化器症状などの副作用を生じる要因となっている．また，レボドパの一部はカテコール-O-メチル基転移酵素（catechol-O-methyltransferase：COMT）によっても代謝されていく．したがって，レボドパを単独で用いるのではなく，中枢に移行することなく末梢のレボドパ代謝酵素を阻害する薬を併用すると効率的にレボドパを脳内に移行させることができる．この詳細については，配合剤のところで述べる．

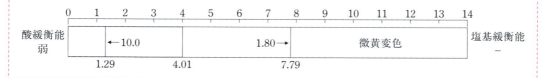

図2-13　末梢におけるレボドパの代謝抑制

脳内に移行したレボドパは，AADCの作用によりドパミンに変換されて作用を示す．ただし，中枢で，ドパミンの濃度を維持するためには，この代謝酵素であるモノアミン酸化酵素B（monoamine oxidase B：MAO-B）の阻害薬の併用も効果増強につながる（詳細は後述）．

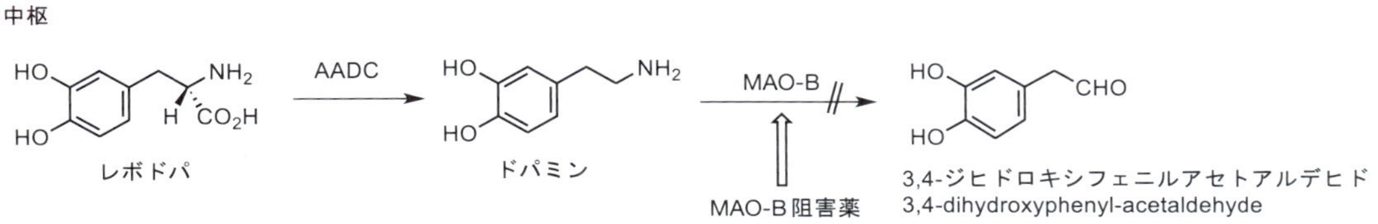

中枢

図 2-14　中枢におけるドパミンの濃度維持

　以上のように，レボドパの化学的性質を知ることにより，その溶解性と吸収の向上，酸化防止および末梢での代謝抑制を行い，効率的にレボドパを脳内に移行させることが可能となる．

(3) レボドパによる副作用

① 消化器症状

　CTZ と呼ばれ，催吐のシグナルにかかわる部位にあるドパミン D_2 受容体を，末梢にあるドパミンが刺激することによって，悪心，嘔吐，食欲不振が多くの患者に現れる．したがって，末梢でのドパミンの作用を減弱させるように，後述する末梢でのレボドパからドパミンへの代謝酵素を阻害する薬剤を併用することが原則である．また，ドパミン D_2 受容体遮断薬をパーキンソン病患者に用いると症状を悪化させるが，ドンペリドンは血液脳関門透過性が低いため，レボドパ製剤と併用することがある．または，ドパミンの作用をより減弱させないように，作用点が異なり消化管運動を改善するセロトニン $5-HT_4$ 受容体作動薬モサプリドを使用する．

悪心・嘔吐の生理的役割と仕組みについて

　嘔吐は，毒物や腐敗物などが胃に入った時に吐き出す防御反応である．第四脳室底の延髄最後野にある化学受容器引金帯（chemoreceptor trigger zone：CTZ）が関与する．CTZ にはセロトニン $5-HT_3$ 受容体，ドパミン D_2 受容体，オピオイド受容体，ムスカリン M_1 受容体が存在し，いずれの受容体刺激によっても嘔吐が引き起こされる．レボドパの投与により，血中で代謝されてドパミンとなるが，CTZ 付近では血液脳関門が発達していないため，ドパミン D_2 受容体を刺激し嘔吐が引き起こされる．

---

② 精神・神経症状

　レボドパ投与により脳内でドパミンが過剰となることで，大脳-辺縁系の活動が活発化され，幻覚，妄想，興奮，傾眠，めまい，頭痛，倦怠感，不眠などが起こる．

③ 循環器症状

　まれに起立性低血圧，動悸が現れるが，消化器症状と同じく末梢でのレボドパからドパミンへの代謝酵素を阻害する薬剤を併用することで，消失・軽減する．

④ 悪性症候群

　詳細な機序は不明であるが，高熱，意識障害，高度の筋硬直，不随意運動，ショックなどが現れ，死亡に至ることもある重大な副作用である．レボドパの使用を急に中止することにより生じ

る副作用であり，他剤にもまして，医師の指示通りに薬を使用し続けるよう，患者に指導，確認することが必要である．

実習生の改めた解答：レボドパは食事の影響を受けやすいと言われています．特に食事中のタンパク質の量が多いと，薬の効果が弱くなります．ただ，しっかりと栄養を摂取することも大事なので，食事中のタンパク質量が大きく変わらないように工夫していくことから始めましょう．

2-3 ● 薬物治療1：配合剤（カルビドパ，ベンセラシド，エンタカポン）

指導薬剤師：ほとんどのレボドパ製剤は，もう1つ成分が加わった配合剤なのは知っているよね．配合されているものとレボドパとの違いや共通点がわかるかな？化学構造をみるとよくわかるんだよ．

実習生：化学って，薬剤師にいるのですか・・・苦手なのに．

● 2-3-1 末梢でレボドパが代謝されるのを阻害する

　芳香族 L-アミノ酸脱炭酸酵素は中枢のみならず末梢にも存在するため，血液内に吸収されたレボドパはドパミンへと変換されていく．この末梢での代謝によって，レボドパの脳内への移行率が低くなるとともに，変換されたドパミンが末梢で作用し，吐き気や食欲不振といった消化器症状などの副作用を生じる要因となっている．また，レボドパの一部はカテコール-O-メチル基転移酵素（COMT）によっても代謝されていく．したがって，レボドパを単独で用いるのではなく，中枢に移行することなく末梢のレボドパ代謝酵素を阻害する薬を併用すると効率的にレボドパを脳内に移行させることができる．

● 2-3-2 芳香族 L-アミノ酸脱炭酸酵素を阻害する医薬品（カルビドパ，ベンセラジド）〔まとめ図③，④〕

　末梢でレボドパがドパミンに代謝されないようにするため，芳香族 L-アミノ酸脱炭酸酵素を阻害する薬物カルビドパやベンセラジドが併用される（図2-15）．

（1）特　徴
レボドパ単独療法と比べて，
① レボドパの投与量を 1/4〜1/5 に減量
② 食欲不振，悪心・嘔吐といった胃腸症状をはじめ，不整脈，起立性低血圧といった副作用が軽減

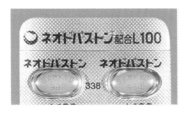
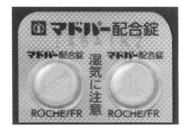

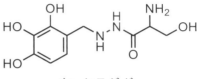

カルビドパ
carbidopa

ベンセラジド
benserazide

レボドパ・カルビドパ配合剤
(ネオドパストン®配合錠L100, 第一三共)

レボドパ・ベンセラジド配合剤
(マドパー®配合錠, 中外製薬)

図2-15 カルビドパおよびベンセラジドの構造

③ 早い効果発現と1日中安定した効果が得られる
④ 芳香族 L-アミノ酸脱炭酸酵素の補酵素であるビタミン B_6 の併用時でも効果の減弱がみられない

しかし，ジスキネジア（p.52参照）などの中枢性神経症状や精神症状の副作用はレボドパ単独より起こりやすい．

指導薬剤師：化学は苦手のようだから，順番に働きをみてみよう．まず，レボドパ，カルビドパ，ベンセラジドの化学構造の違いを確認して，その後，生体内での働き方をみてみよう．

---

(2) レボドパの化学構造と比較して理解できるカルビドパ，ベンセラジドの働き

　ベンセラジドはプロドラッグということができ，生体内でロイシンアミノペプチダーゼによって，アミド部分が加水分解され，活性本体になる．この活性本体がAADC中のLLPと反応するので（後述），構造比較はこの活性本体との比較を行う．3種の共通点は，図2-16実線で囲ったカテコール部分で，相違点は，塩基性を示す点線で囲った部分である．すなわち，レボドパは，脂肪族1級アミンであり，他のAADC阻害作用を示すものは，ヒドラジンである．また，レボ

※ロイシンアミノペプチダーゼ：
　ロイシンアミノペプチダーゼ（LAP）とは，ペプチドのN端に作用して末端のアミノ酸を1つずつ遊離する酵素で肝臓，腎臓，腸などに多く含まれている．

ドパとカルビドパはカルボキシ基を有しているが，ベンセラジドの活性本体は持っていない．3種とも構造からみると，極性はかなり大きい化合物であることが想像できるため，血液脳関門は通過しにくい．しかし，レボドパと他の2種との大きな相違は，レボドパはアミノ酸であるため，アミノ酸トランスポーターで脳内に移行可能である点である（前述）．

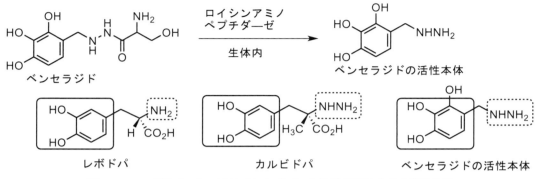

図 2-16　レボドパ，カルビドパおよびベンセラジド活性本体の構造比較

次に1級アミンとヒドラジンの反応性の違いについて詳しく述べる（図2-17）．2つの官能基を比較すると，塩基性は1級アミンの方が強いが，求核性はヒドラジンの方が強いという特徴を有している．後述するAADCとの反応に関係が深い求核性の比較について述べると，1級アミンは窒素原子上に非共有電子対を1つ持っており，これが求核部位として働き，電子不足部位があればその部分を攻撃することができる．一方ヒドラジンの方はNH₂に隣接する部分にも非共有電子対を持つアミノ基が存在するので，これらが協力して非共有電子対の反応性が高まる．したがって，1級アミンよりもヒドラジンの方が求核性が強くなると考えられる．

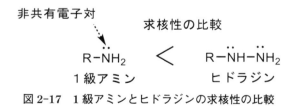

図 2-17　1級アミンとヒドラジンの求核性の比較

指導薬剤師：次に，カルビドパやベンセラジドが，どうして効率よくレボドパの代謝を阻害しているか，生体内での働き方を具体的にみてみよう．

レボドパが芳香族L-アミノ酸脱炭酸酵素（AADC）によりドパミンへ変換される反応は次のように説明されている．

図2-18に示したように，芳香族L-アミノ酸脱炭酸酵素（AADC）の活性部位に存在するLys303のアミノ基は，補酵素のピリドキサール-5′-リン酸（PLP）のアルデヒドの間でイミンを

第 2 章 原因と作用機序から疾患と薬の関係について考える　43

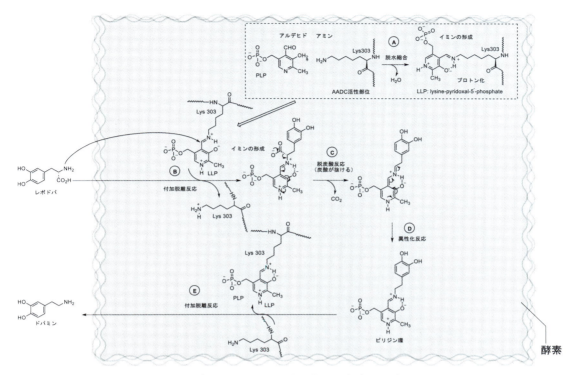

図 2-18　ドパミンと L-アミノ酸脱炭酸酵素（AADC）との反応

形成している（LLP を形成）．このイミンは PLP の OH 基によりプロトン化され活性化されている（イミニウム形成）（反応Ⓐ）．

次に，レボドパが活性部位に導入されると，反応Ⓑに示したように，レボドパが Lys303 にかわり PLP のアルデヒドとイミンを形成することができる（付加脱離反応）．続いて矢印で示したように脱炭酸反応（反応Ⓒ）が進行し，次に，安定ピリジン環に異性化する（反応Ⓓ）．最後に，ドパミンが脱離しながら，Lys303 が PLP と LLP を形成することによって，AADC と PLP の触媒反応が完了する（反応Ⓔ）．

イミンの形成

アルデヒドやケトンは第 1 級アミンと反応してイミンが生成する．反応は酸によって触媒され，生成物は E と Z の異性体の混合物となる．イミンの生成は低い pH や高い pH 領域では遅く，pH4〜5 の間で最も速い．反応機構は有機化学の教科書を読んで復習しよう．また，第 1 級アミンのかわりに，ヒドロキシルアミン，ヒドラジンおよびセミカルバジドを用いると，それぞれオキシム，ヒドラゾンおよびセミカルバゾンが得られる．いずれも炭素–窒素二重結合を有している化合物である．

44

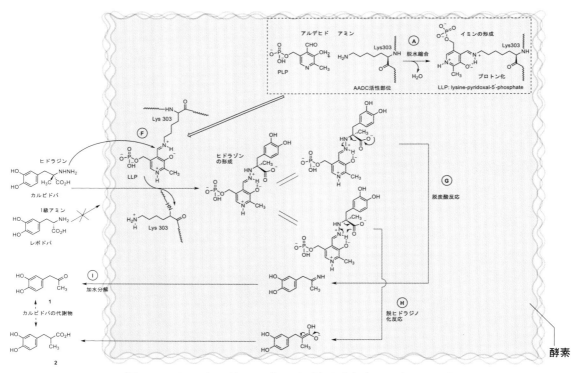

では，芳香族 L-アミノ酸脱炭酸酵素阻害薬カルビドパおよびベンセラジドが存在するとどのように影響を受けて，レボドパがドパミンに変換されなくなるのだろうか．この点については，次のように考えられている（図 2-19）．カルビドパはアミノ酸ではないことから，アミノ酸トランスポーターを通して，脳内には移行しないので，脳内のレボドパのドパミンへの変換は阻害されない．さらに，末梢でカルビドパとレボドパが存在していた場合，ヒドラジノ基の方が 1 級アミノ基よりも求核性が強いため，イミニウムの炭素への反応は，ヒドラジノ基を持っているカルビドパの方が速い（反応Ⓕ）．したがって，カルビドパを用いた場合，AADC の Lsy303 とPLP が結合した LLP が，レボドパのかわりにカルビドパのヒドラジンと反応してヒドラゾンを

図 2-19　カルビドパと L-アミノ酸脱炭酸酵素（AADC）との反応

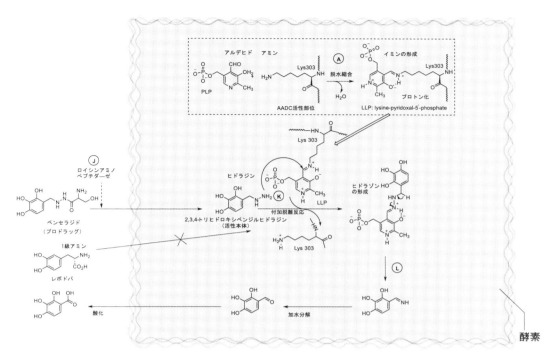

図 2-20　ベンセラジドの活性本体と L-アミノ酸脱炭酸酵素（AADC）との反応

形成する．カルビドパの代謝物として化合物 1 および 2 が知られていることから，おそらく，脱炭酸（反応Ⓖ）あるいは脱ヒドラジノ化（反応Ⓗ）が進行して，これらの代謝物が得られたと考えることができる．つまり，カルビドパが AADC と反応するため，結果的に末梢でレボドパはドパミンに変換されないことになる．

図 2-20 に示したように，ベンセラジドの AADC 阻害機構も同様に考えられる．まず，ベンゼラジドは生体内のロイシンアミノペプチダーゼでアミド結合が加水分解され，2,3,4-トリヒドロキシベンジルヒドラジン（活性本体）に変換されると考えられる（反応Ⓙ）．これはベンゼラジドの代謝物からも容易に理解できる．ベンセラジドとその代謝物も極性が高く，アミノ酸構造を持っていないため，血液脳関門を通ることができないために脳内に移行できず，末梢でのみ AADC を阻害する．続いて，ヒドラジノ基と LLP がカルビドパの時と同様に反応する．

指導薬剤師：化学構造からくる反応性の違いから，効率よくレボドパの代謝が阻害されることがわかったね．さらに，働く場所が末梢であって中枢では邪魔をしないことまでつながっちゃったよ．こうして，中枢と末梢とを分けてみる大切さを化学からも実感しておくと，レボドパ製剤の添付文書に記載されている抗結核薬のイソニアジドとの相互作用も理解できるんじゃないかな．

(3) 発展：レボドパとイソニアジドとの相互作用に関する化学的考察

相互作用・併用注意
 薬剤名等：イソニアジド
 臨床症状・措置法法：本剤の作用が**減弱**するおそれがある．
 機序・危険因子：機序は不明であるが，**イソニアジドによりドパ脱炭酸酵素が阻害**されると考えられている．

(ドパコール®配合錠添付文書より抜粋)

指導薬剤師：まず，イソニアジドがドパ脱炭酸酵素を阻害しそうか，カルビドパやベンセラジドの活性体と構造を比較してみてみよう．

図2-21の点線で囲ったように，イソニアジドもAADCと容易に反応することが予想できるヒドラジン部分を持っている．したがって，図2-23に示したように，AADC中のLLPと反応することができると考えられる．

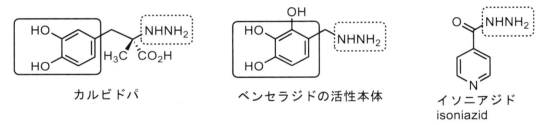

図2-21 カルビドパ，ベンセラジドの活性本体およびイソニアジドの構造比較

次にイソニアジドのAADC阻害作用の強さをカルビドパとベンセラジド活性本体と比較してみよう．ベンセラジドの活性本体やカルビドパの場合はヒドラジノ基に隣接する炭素はアルキル基に相当するが，イソニアジドの場合はカルボニル炭素である．したがって，窒素上の非共有電子対は，図2-22に示したようにカルボニルと共鳴するために，この非共有電子対はヒドラジンの求核性を向上させるためにだけ使用できない．したがって，カルビドパやベンセラジドの活性本体のヒドラジンの方が求核性が強くイソニアジドの方が弱い．

求核性の比較

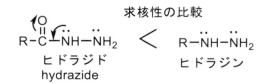

図2-22 ヒドラジドとヒドラジンの求核性の比較

以上のことより，ベンセラジドの活性本体やカルビドパの方がAADCを強く阻害し，イソニアジドの阻害は弱いと考察できる．添付文書に「イソニアジドはレボドパの作用を減弱する」と

断定的に記載されているのではなく，「イソニアジドはレボドパの作用を減弱するおそれがある」という表現で記載されていることに関して，化学的な側面からも推察することができる．なお，図 2-23 には，イソニアジドと AADC 中の LLP との推定される反応を示した．

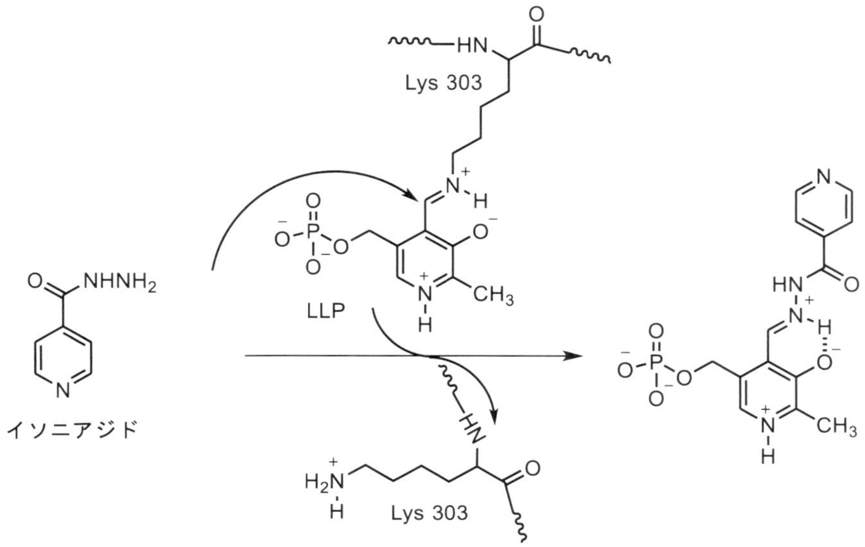

図 2-23 イソニアジドと LLP との反応

指導薬剤師：ドパ脱炭酸酵素を阻害するのは，カルビドパやベンセラジドだよね．その点は同じなのに，どうしてイソニアジドを併用するとレボドパの作用が『減弱』するのかな．一見，おかしいよね．また構造をみてみようか．

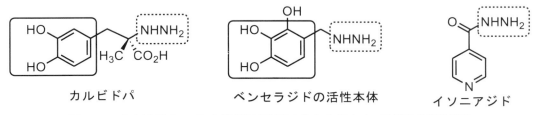

図 2-24　カルビドパ，ベンセラジドの活性本体およびイソニアジドの構造比較

図 2-24 実線で囲ったカテコール部分はカルビドパとベンセラジドの活性本体には存在しているが，イソニアジドには存在しない．したがって，前述したように，カルビドパ，ベンセラジド（ベンセラジドの活性本体）は血液脳関門を通過しにくく，AADC 阻害作用は，末梢においてのみ示されるが，イソニアジドの場合は，極性がさほど強くないため，血液脳関門を通過して，中枢での AADC 阻害作用を示すと推測できる．その結果，中枢でレボドパからドパミンに変換されにくくなる可能性があり，添付文書に記載されている「イソニアジドはレボドパの作用を減弱するおそれがある」については，構造式を使って理解できると考えられる．

実習生：極性の高いカルビドパやベンセラジドは，末梢でレボドパからドパミンへの代謝を阻害するのですよね．イソニアジドは，中枢にも移行してドパミンへの変換を抑えるからレボドパの作用を減弱するのですね．

指導薬剤師：さすが，だいぶ勉強が進んできたね．添付文書の字面だけみていると混乱するけど，薬学の知識を整理してみると読み解けるよね．実際に，イソニアジドは脳や髄液に移行するから，結核性髄膜炎に用いられていたりするよね．

　もう1種類，末梢でレボドパが代謝されないようにする薬があるよね．それもさっきと同じように反応機構をみてみよう．

● 2-3-3　カテコール-O-メチル基転移酵素を阻害する医薬品（エンタカポン）〔まとめ図⑤〕

末梢でレボドパが不活性な 3-メトキシ-4-ヒドロキシフェニルアラニン（3-O-メチルドパ）に代謝されないようにするために，カテコール-O-メチル基転移酵素（COMT）を阻害する薬エンタカポンが使用される（図2-25）．

まず，レボドパが COMT により不活性な 3-メトキシ-4-ヒドロキシフェニルアラニンへ変換される反応は次のように説明されている（図2-26）．

COMT はカテコールアミンのカテコール部位の3位のヒドロキシ基をメチル化してカテコールアミンを不活性化する．この代謝にはメチル基供与体として補酵素である S-アデノシルメチオニンが必要であり，スルホニウムイオンのメチル基がカテコールのヒドロキシ基に転位する．COMT の活性部位での S-アデノシルメチオニンとレボドパの詳細な結合様式は，図2-27 に示している．活性部位にはマグネシウムイオンが存在しており，これがレボドパの 3, 4 位のヒドロキシ基と配位し，その結果，レボドパが固定されて，3位のヒドロキシ基をメチル化するのにふさわしい立体配座をとることができる．

次に COMT 阻害剤であるエンタカポンはどのような反応機構で，レボドパのメチル化を阻害しているのだろうか．エンタカポンの COMT 阻害機構について説明する（図2-28）．エンタカポンは，レボドパと同様に COMT の活性部位に存在するマグネシウムイオンと配位結合をして

エンタカポン
entacapone

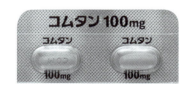

エンタカポン（コムタン®錠 100 mg，ノバルティス ファーマ）

図2-25　エンタカポンの構造

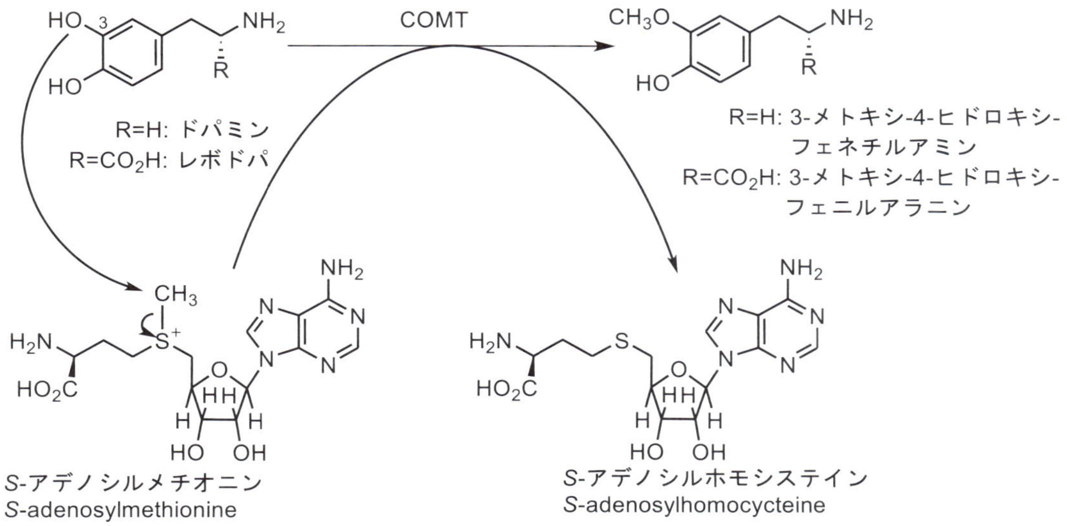

第2章　原因と作用機序から疾患と薬の関係について考える　　**49**

COMT

R=H: ドパミン
R=CO$_2$H: レボドパ

R=H: 3-メトキシ-4-ヒドロキシ-
フェネチルアミン
R=CO$_2$H: 3-メトキシ-4-ヒドロキシ-
フェニルアラニン

S-アデノシルメチオニン
S-adenosylmethionine

S-アデノシルホモシステイン
S-adenosylhomocycteine

図 2-26　レボドパおよびドパミンの COMT による *O*-メチル化反応機構

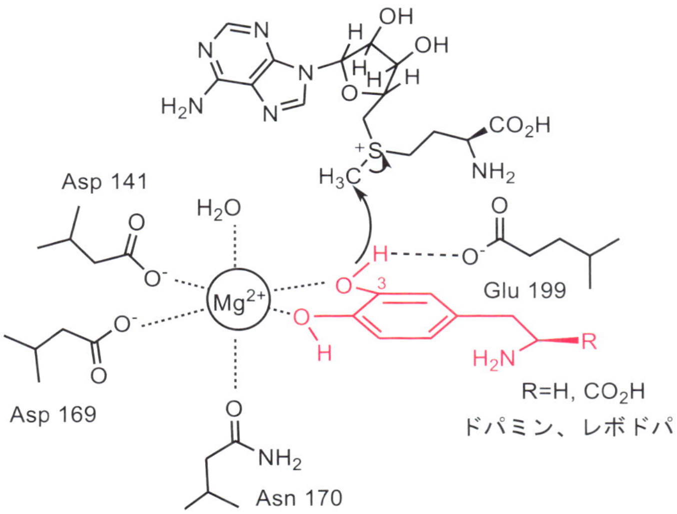

Asp 141

H$_2$O

Glu 199

Asp 169

Mg^{2+}

R=H, CO$_2$H
ドパミン、レボドパ

Asn 170

図 2-27　レボドパおよびドパミンと COMT の結合様式

固定され，さらにレボドパとは異なり，(a) Lys144 とニトロ基とのイオン結合；(b) Trp38，Pro174 とエンタカポンの側鎖部分との疎水結合，の 2 種類の結合が，レボドパの場合より追加されるため，エンタカポンはレボドパの場合より，COMT の活性部位に，より安定に存在することができる．したがって，レボドパは末梢では，メチル化による代謝を受けにくくなり，その結果，効率的にレボドパは脳内に移動することができる．なお，エンタカポンは，カテコール類似の構造を持ち，極性が高いので，脳内に移動しにくい．

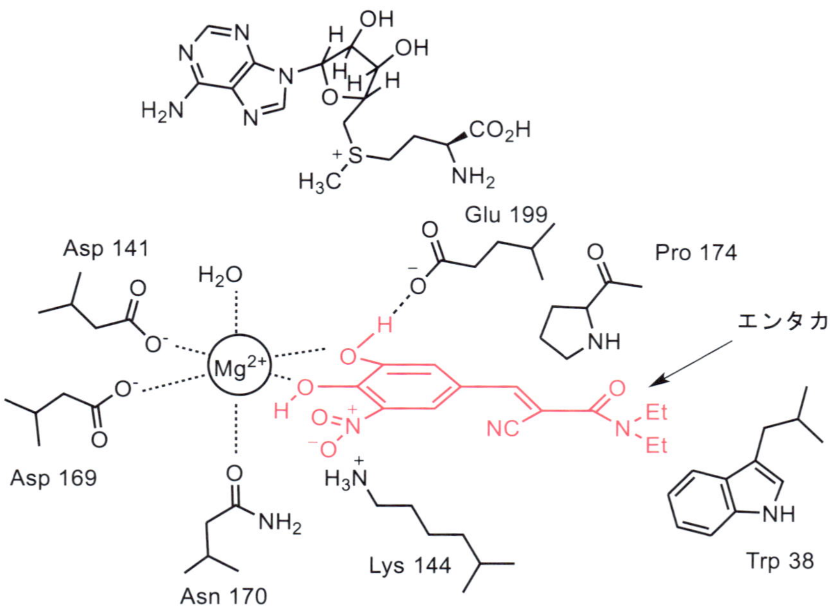

図 2-28　エンタカポンと COMT の結合様式

実習生：カルビドパやベンセラジドは，AADC 中の補酵素と共有結合で結合した後に反応することによって阻害作用を示すのに対して，エンタカポンは COMT の活性部位に入って，共有結合ではなく配位結合，イオン結合，疎水結合で固定され，阻害作用を示すのですね.

指導薬剤師：2 つの阻害機構の相違点によく気がつきましたね. レボドパは AADC で多くが代謝されるんだ. だから COMT 阻害薬のエンタカポンは，レボドパとカルビドパまたはベンセラジドを併用していても効果が不十分な時に使うんだ.

● 2-3-4　病状の進行

◼ Case III ◼

患者：最近，また身体が勝手に動くようになっちゃって.

実習生：少し薬の効きが弱くなってきたのですかね. あれ，前回に薬を増やしているのに，まだ十分ではないようですかね？

処方箋

| レボドパ・カルビドパ配合薬 | 1 回 1 錠　1 日 3 回毎食前 |
| ドンペリドン錠 10 mg | 1 回 1 錠　1 日 3 回毎食前 |

第2章　原因と作用機序から疾患と薬の関係について考える　*51*

　　酸化マグネシウム330 mg　　　　1回3錠　1日1回眠前
　　　　　　　　　　　　　　　　　　14日分

　指導薬剤師：詳しく聞きたいのですが，病気が見つかった時と今回とは同じように勝手に動
　　　きますか？前は静かにしていると手先が細かく動く感じでしたよね．
　患者：今回は手先というより，腕がクネクネ動く感じかな．じっとしている時にも限らない
　　　し．
　指導薬剤師：先生に，以前とは違う動きだって伝えました？
　患者：動き方を聞かれたんだけど，勝手に動くのは同じだから「以前のように」って言っ
　　　ちゃったんだ．先生も忙しそうだったし…．

（1）病状の進行と薬剤の影響

　パーキンソン病は，一般には余命にかかわる疾患ではなく，50～60代に発症する疾患で長期
の生存が期待できる．この間にパーキンソン病が進行して様々な症状や薬剤の効果に影響する現
象を生じる．

1. wearing off（up and down）（すり減り）現象

　レボドパの服用開始数年後，しだいに効果の持続時間が短縮していき，薬効がなくなるのを患
者自身が自覚してくる．レボドパは神経内でドパミンに変換され効果を発揮するが，この際，神
経はレボドパをため込む貯蔵庫としての役割を持つ．神経の脱落が進むにつれ，レボドパの貯蔵
量が減少するため，レボドパの作用時間が短縮してくる．1日用量の範囲内で投与回数を増やす
などの対応を行う．

2. on-off現象

　服用時間や血中濃度には関係なく，急激に症状が悪化したり（off），急に改善したりする（on）
現象である．維持量の漸減，または休薬を行う．症状悪化に際しては，他のパーキンソン病薬の
併用等の処置を行う．

3. no on/delayed on現象

　no on/delayed on現象とは，効果が発現しなかったり（no on），効果発現に時間がかかったり
する（delayed on）ことである．主にレボドパが吸収されない，吸収が遅延することによって生
じる．パーキンソン病による運動機能障害が嚥下機能に影響し，薬剤が咽頭部に残存して服用で
きていないことがある．さらに，パーキンソン病による運動機能障害やレボドパの副作用によっ
て上部消化管運動が低下し，胃内容物排出時間が延長することで吸収が遅延する．このようなレ
ボドパの吸収遅延が疑われる場合には，副作用である悪心・嘔吐に対しても用いるドンペリドン
が消化管運動を亢進させ，改善を図ることができる．また，吸収が大きく遅延している間に，レ
ボドパが酸化，分解され効果が減弱する可能性がある．その他にも，胃酸分泌の低下による溶解
性の低下や便秘など，様々な要因によってレボドパの吸収が不良となりno on/delayed on現象が
生じる．

4. ジスキネジア

　レボドパを服用し始めて数年で生じる持続性の不随意運動の総称であり，wearing off と合わせて運動合併症と呼ばれる．臨床的には，舞踏様運動が最も多い．

　不随意運動という点ではパーキンソン病によって生じる振戦と同じであるが，対処法が全く異なるため区別することが重要である．ジスキネジアは，主にレボドパ服用数時間後の最も血中濃度が高い時間帯に発現し，これをピークドーズジスキネジアという．また，血中濃度が上昇する時，低下する時の 2 相性に生じるジスキネジアもある．いずれにしても，レボドパの服用回数を増やすかわりに 1 回量を減らし最高血中濃度が高くなりすぎないようにすることで，ジスキネジアの出現を抑えることができる．一方，パーキンソン病による振戦が出現したのであれば，レボドパの効果不十分であるため，レボドパの増量を処方提案することとなる．

　パーキンソン病による振戦は，手から症状が出やすく，「丸薬丸め運動」と言われる指先の細かな不随意運動で，安静時，無意識に現れるというのが典型的である．一方，ジスキネジアでは，その動きから「舞踏様運動」と言われる腕や足が比較的大きく，統一性なく動く症状が典型的である．また，患者自身が意識しても止まらない．動きの違いに加え，前回の薬の服用時間と不随意運動出現時間との間隔も考慮しながら区別することが重要である．

5. ジストニア

　ジストニアとは，薬の不十分な作用で起こり，四肢，体躯をねじる，あるいはねじった姿勢を続けるなどの動作・姿勢を繰り返す不随意運動の 1 つである．

(2) パーキンソン病の症状と日常生活への影響（まとめ・復習）

　これまで説明してきた症状からパーキンソン病患者に生じる生活上の困難は様々であるが，具体的にイメージした一例をあげる．パーキンソン病患者には不眠，頻尿を生じることが多い．したがって，眠りたいにもかかわらず，朝方早くにトイレに行きたくなる．また，特に作用時間が短い wearing off の患者に当てはまるが，薬の血中濃度が低い朝方にはパーキンソン病症状が出て動きづらくなる．つまり，早くトイレに行きたいにもかかわらず，起き上がること，歩くことが難しく，さらにすくみ足があると最初の 1 歩目さえなかなか踏み出せないという苦しみをかかえていることがある．

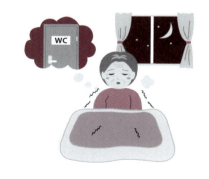

実習生：身体が勝手に動くといっても，薬が足りない場合と多すぎる場合があるのですね．オープンクエスチョンでしっかり聞き取ることが大事ですね．

指導薬剤師：そうだね．できれば，前もってジスキネジアについて患者さんに十分知っておいてもらうようにしたいね．

2-4 ● 薬物治療2：中枢でのドパミン酸化酵素阻害薬（セレギリン）

◆ Case IV ◆

処方箋

　マドパー®配合錠（レボドパ・ベンセラジド配合薬）　　　1日3回1回1.5錠毎食前
　　　コメント：3日前からセレギリン中止し，マドパー増量してます．
　パロキセチン塩酸塩錠10 mg　　　　　　　　　　　　1日1回1回1錠夕食後

指導薬剤師：先生，パロキセチンの服用が開始になっていますが，セレギリンを中止してから14日，間をあけないといけないのですが．
医者：血中半減期から判断したのですが，いけませんか？血中半減期の5倍が，薬の影響がないと考える目安と聞きました．セレギリンの血中半減期をみたらおよそ1時間程度で，もう3日も経っているので大丈夫と考えて処方したのですが，いけませんか？
実習生：うつ症状はパーキンソン病で時々見られたよな．どういう時に抗うつ薬を使ったらいけないんだろう？？？

● 2-4-1　中枢でドパミンの酸化を阻害する医薬品（セレギリン）〔まとめ図⑥〕

脳内でのドパミンの酸化代謝の大半を担っているMAO-B阻害薬（セレギリン）が投与される（図2-29）．

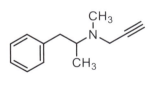
セレギリン
selegiline

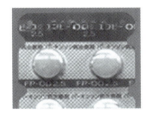
セレギリン（エフピー®OD錠2.5，エフピー）

図2-29　セレギリンの構造

　脳内に取り込まれたレボドパは脳内のAADCによって脱炭酸され，ドパミンに変換される．その後，モノアミン酸化酵素（ドパミンの場合はMAO-B）によって，不活性な3,4-ジヒドロキシフェニルアセトアルデヒドに酸化される．パーキンソン病の治療としては，ドパミンの十分な量を確保するために，MAO-B阻害薬であるセレギリンを用いることがある．

(1) MAO-Bとドパミンの反応（図2-30）
　MAO-Bの補酵素は，フラビンアデニンジヌクレオチド（flavin adenine dinucleotide：FAD）で

54

あり，これが関与して反応するが，反応機構については，様々な説がある．その1つを図2-30に示す．FADのイミン部分にドパミンからのヒドリドが転位して，矢印で示したように還元型のFADH₂が脱離すると同時に，イミンが生成する．イミンは不安定なので，すぐに加水分解され，3,4-ジヒドロキシフェニルアセトアルデヒドになる．このようにMAO-Bに存在するFADにより，ドパミンは代謝され，不活性型に変化する．これを阻害するのが，セレギリンである．

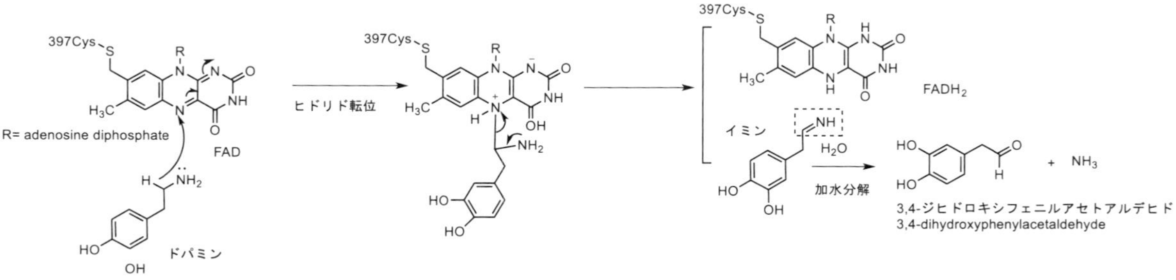

図2-30　ドパミンとMAO-Bの補酵素FADとの推定反応機構

　図2-31に示したように，セレギリンは，三重結合の末端炭素とFADのイミン窒素と共有結合を作り，MAO-Bを阻害する．詳細な反応機構は不明であるが，ドパミンの場合と同様に，矢印で示したようにセレギリンからヒドリドが，FADに転位した後に，共有結合が形成され，MAO-Bを阻害すると考えられている．

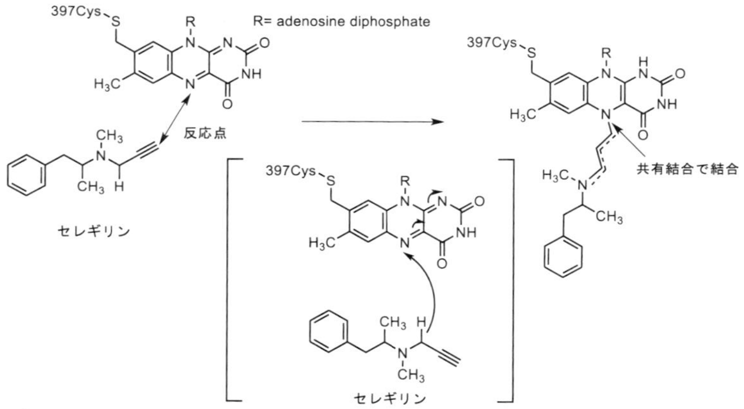

図2-31　セレギリンとMAO-Bの補酵素FADとの反応

　この反応の詳細についてはセレギリンのかわりに*N,N*-ジメチルプロパルギルアミンを用いて検討されているので，図2-32に示した．まず，矢印で示したようにヒドリドが，FADに転位した後，マイケル反応が進行して窒素-炭素結合が形成され化合物**1**となる．最後にプロトン化が進行して，双生イオン**2**が生成すると考えられている．

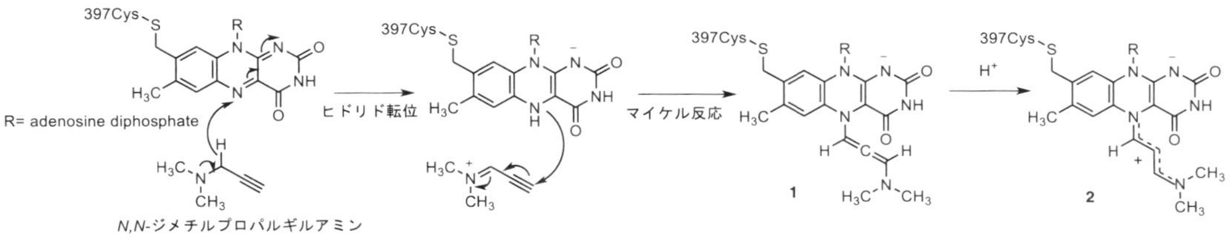

第2章 原因と作用機序から疾患と薬の関係について考える　55

図2-32 *N,N*-ジメチルプロパルギルアミンとMAO-Bの補酵素FADとの反応

共有結合することは，セレギリンの類似体であるパルギリン（図2-33）で確かめられている．パルギリンは図2-34に示したように，FADと共有結合して酵素の活性部位の深くに入り込んでいる．パルギリンが入り込んでいる部分は，芳香族および脂肪族性のアミノ酸が存在し，FAD-パルギリン結合体と疎水結合して安定化している．したがって，もともとの基質であったドパミンが，この部位に入ることができず，結果的にドパミンが不活性型に代謝されず，ドパミンの濃度を高く維持することができる．

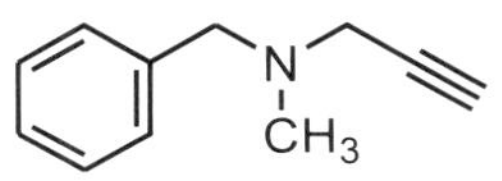

パルギリン
pargyline

図2-33 パルギリンの構造

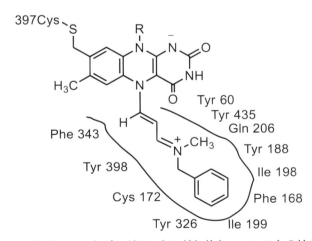

図2-34 補酵素FADとパルギリンとの付加体とMAO-Bとの結合様式

(2) セレギリンとの併用禁忌
① なぜセレギリンはパロキセチンと併用するといけないのだろうか？

選択的セロトニン再取り込み阻害薬（SSRI）であるパロキセチンは，脳内のシナプス間隙におけるセロトニン濃度を上昇させる．また，セロトニンは主にMAO-Aによって代謝される．セ

レギリンと併用すると，セレギリンは主に MAO-B を阻害するが，その選択性は低く，特に高用量では MAO-A も阻害することが知られている．したがって両剤を併用すると，脳内のセロトニン濃度が高まりセロトニン症候群という重大な副作用を生じる可能性があり，併用禁忌にあげられている．

② チラミンを大量に含む食事を摂取するといけない

チラミンとは，特にチーズに多量に含有されており，主に MAO-A によって代謝される．

セレギリンは，MAO-B 阻害薬であるが MAO-A との選択性が低く，用量の増加とともに非選択的に MAO を阻害するため，添付文書上で 1 日 10 mg を超えないように注意喚起されている．セレギリンを服用中にチーズを食べると，チラミンの血中濃度が高くなる．チラミンは，交感神経終末からのノルアドレナリン遊離を促進する働きがあり，体内に過剰にあると急激な血圧上昇や顔面紅潮，頭痛といった異常を生じる可能性がある．したがって，セレギリンを服用している患者には，チーズを食べないように注意喚起する必要がある．

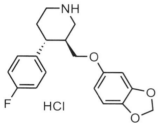
パロキセチン塩酸塩
paroxetine hydrochloride

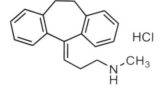
ノルトリプチリン塩酸塩
nortriptyline hydrochloride

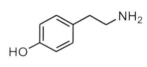
チラミン
tyramine

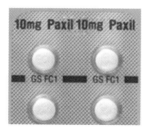
パロキセチン
(パキシル®錠 10 mg,
グラクソ・スミスクライン)

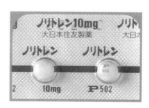
ノルトリプチリン
(ノリトレン®錠 10 mg,
大日本住友製薬)

図 2-35　パロキセチン塩酸塩，ノルトリプチリン塩酸塩およびチラミンの構造

パロキセチンについて

　パロキセチンは，脳内のシナプス間隙にあるセロトニンを前シナプスへ再取り込みするトランスポーターを阻害して，細胞間隙のセロトニン濃度を上昇させ，セロトニン神経系を賦活化し，うつ状態や社会不安障害，パニック障害等に対し効果を発揮するもので，選択的セロトニン再取り込み阻害薬（SSRI）と呼ばれる．

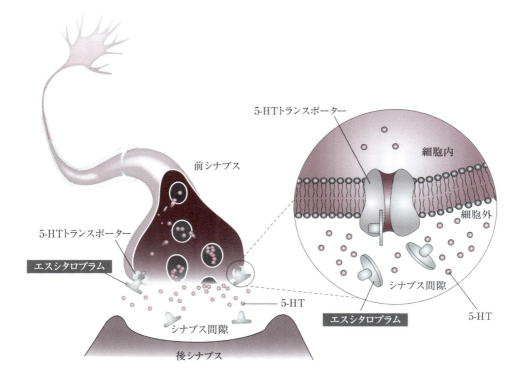

パロキセチンと同じ SSRI であるエスシタロプラムの作用機序
（レクサプロ®錠，持田製薬，インタビューフォームを参照して作成）

うつ病と治療薬

　うつ病は，気分障害（気分の抑うつ，不安感や焦燥感），思考障害（思考抑制），意欲・行為障害（精神運動静止），身体症状（睡眠障害や自律神経機能障害など）が主症状である．
　中枢の神経−神経間（シナプス）のケミカルトランスミッターであるアミン（ノルアドレナリン，セロトニン）が減少していたり，受容体後の刺激が弱かったりすることが引き金となり発症する．抗うつ薬のほとんどは，神経−神経間（シナプス間隙）のアミン濃度を高めることで抗うつ作用を示している．

58

　例えば，ここで処方されているパロキセチンは，セロトニンの再取り込みを選択的に阻害する薬であり，セロトニンのシナプスでの濃度を高めることでセロトニンの受容体（5-HT$_2$）への作用を強めている．また，反復投与することで，シナプスにおいて増加したセロトニンが神経終末のセロトニン自己受容体（5-HT$_{1A}$）（シナプス前にある受容体でセロトニンのシナプス間隙への遊離量を調整している）に繰り返し作用することになり，結果的に脱感作（受容体数の減少）することで，セロトニンの遊離を増加させ抗うつ作用を起こすとも考えられている．

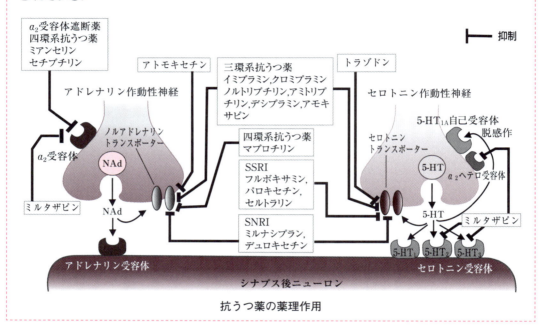

抗うつ薬の薬理作用

指導薬剤師：実はセレギリンはMAO-Bに非常に強くくっついて離れないのです．共有結合という強い結合なのですが，アスピリンも血中半減期が短いですが，手術前になったら7～14日も前に飲むのを中断しないと作用が残ってしまうのと同じことなんです（詳細は第3章3-1-5参照）．血小板でみても，MAOの阻害が回復するのには10日間ほどかかると添付文書に記載があり，相互作用による死亡例もあるので，「14日間」は守ってもらわないといけないです．

医師：血中半減期の5倍をあけるだけでは，効果がなくならないのですね．よくわかりました．うつについては，あわてることではないので，経過をじっくりみることにして，今回はパロキセチンの処方はなしで，薬を渡しておいてください．

実習生：しっかりと疑義照会するためには，化学的観点も必要なんですね．

(3) ラサギリン

日本で上市されているMAO-B阻害薬はセレギリンのみであったが，2018年6月にラサギリン

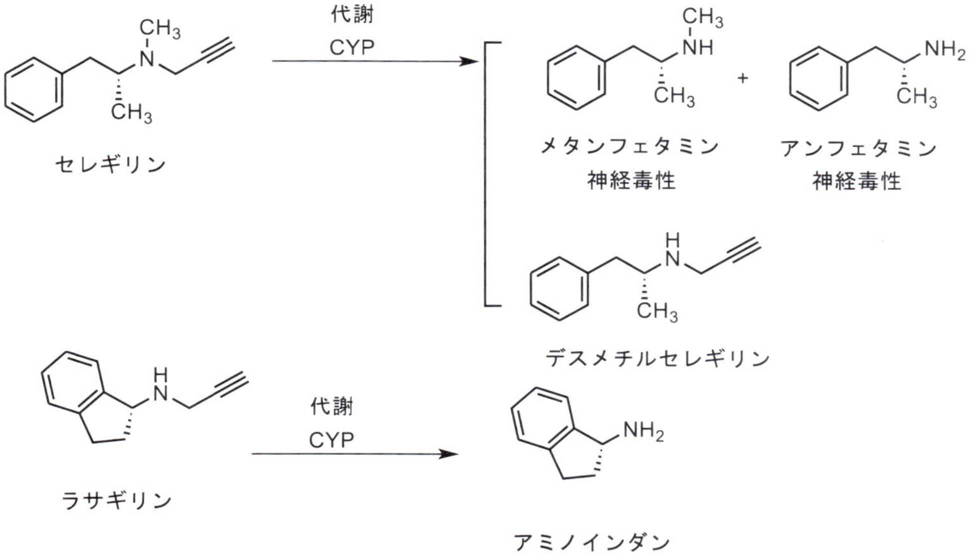

図2-36 セレギリンおよびラサギリンの代謝物

が販売された．これらは，肝臓のCYPで代謝され，以下に示した化合物に代謝される．すなわち，セレギリンは，デスメチルセレギリン，メタンフェタミン，アンフェタミンに代謝され，このうち，メタンフェタミンとアンフェタミンは，神経毒性を有するのに対して，ラサギリンの場合は代謝されるとアミノインダンになり，これは神経毒性を示さないので，この点を比較すると，ラサギリンの方が安全であるといえる．

2-5 ● 薬物治療3：その他の治療薬

2-5-1 アマンタジン〔まとめ図⑦〕

アマンタジンは，もともと抗ウイルス（A型インフルエンザ）薬として開発された薬である（図2-37）．詳細は不明であるが，線条体からのドパミンの放出促進作用を持っていると考えられている．このことから，シナプス間隙のドパミンの濃度を増加させパーキンソン病の治療薬として使用される．また，グルタミン（NMDA）受容体拮抗作用も知られている．

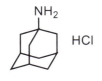
アマンタジン塩酸塩
amantadine hydrochloride

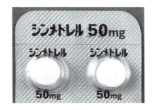
アマンタジン（シンメトレル®錠50 mg，サンファーマ）

図2-37 アマンタジン塩酸塩の構造

2-5-2 ゾニサミド〔まとめ図⑧〕

抗てんかん薬として知られているゾニサミドは，MAO-B 阻害作用とチロシン水酸化酵素活性化によるドパミン合成促進作用が確認されている（図 2-38）．

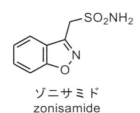

ゾニサミド
zonisamide

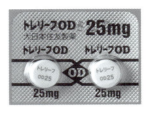

ゾニサミド（トレリーフ®OD 錠 25 mg，大日本住友製薬）

図 2-38　ゾニサミドの構造

ゾニサミドの MAO-B 阻害作用は，図 2-39 に示したように FAD とは共有結合せず，本来ドパミンが入るべき芳香環に囲まれた活性部位に入り，水を介して，FAD と水素結合をしている．その結果，ドパミンが活性部位に入ることができず，代謝が阻害され，ドパミンの濃度を維持することができる．

図 2-39　ゾニサミドと MAO-B との結合様式

実習生：アマンタジンは，パーキンソン病以外にも使用されていますよね．
指導薬剤師：自分で，勉強できるようになってきましたね．

第2章 原因と作用機序から疾患と薬の関係について考える　61

2-6 ● 薬物治療 4：ドパミン作動薬

◆ Case V ◆

処方箋
　ロピニロール塩酸塩徐放錠 8 mg　　　　　　1日1回1回1錠毎食後

患者：前回と薬は変わりないわ．身体が勝手に動くようなことはないし，前に危ないって聞いた眠気も出てないから大丈夫や．
実習生：パーキンソン病では睡眠障害が出やすかったな．不眠になっているなら薬で寝られていいかもね，副効果だ．
指導薬剤師：いや，パーキンソン病治療薬は睡眠薬とは違うからね．特に非麦角系ドパミンアゴニストで生じやすい突発的な睡眠ってどういう状態かわかってる？
実習生：講義が始まったらすぐに眠そうにしている友達がいます．そんな感じでしょうか？
指導薬剤師：いや，そんな「眠くなってきた…」程度とは違って，とても危険なんだよ．どういうものか，確認しておこう．

● 2-6-1 ドパミン受容体を刺激する医薬品〔まとめ図⑨〕

(1) ドパミン作動薬

　ドパミン作動薬は，パーキンソン病におけるドパミン不足を補うため線条体系におけるドパミン受容体を刺激して症状を改善する．これらの薬は，化学構造の違いにより，麦角系と非麦角系のドパミン作動薬がある．

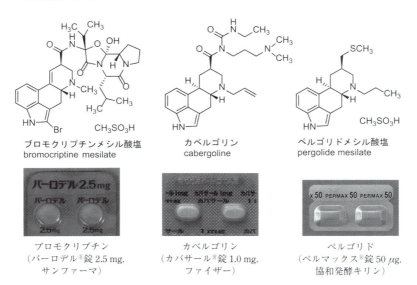

図 2-40　麦角系ドパミン作動薬の構造

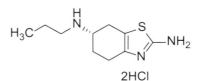
タリペキソール塩酸塩　　　　プラミペキソール塩酸塩
talipexole hydrochloride　　pramipexole hydrochloride

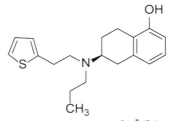
ロピニロール塩酸塩　　　　ロチゴチン
ropinirole hydrochloride　　rotigotine

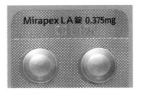
タリペキソール
（ドミン®錠 0.4,
日本ベーリンガーインゲルハイム）

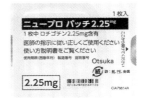
プラミペキソール
（ミラペックス®LA 錠 0.375 mg,
日本ベーリンガーインゲルハイム）

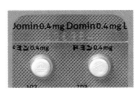
ロピニロール
（レキップ®CR 錠 2 mg,
グラクソ・スミスクライン）

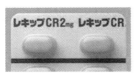
ロチゴチン
（ニュープロ®パッチ 2.25 mg,
大塚製薬）

図 2-41　非麦角系ドパミン作動薬の構造

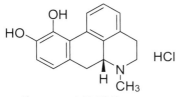
アポモルヒネ塩酸塩
apomorphine hydrochloride

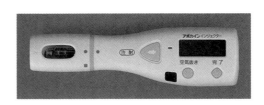
アポモルヒネ（アポカイン®インジェクター, 協和発酵キリン）

図 2-42　注射剤として用いるアポモルヒネ塩酸塩の構造

第 2 章　原因と作用機序から疾患と薬の関係について考える　**63**

(2) 麦角系および非麦角系ドパミン作動薬の副作用

　ドパミン作動薬やレボドパによって生じる突発的な睡眠では，予兆なく寝入ってしまい，交通事故などの重大な事故や過失の原因となる．したがって，ドパミン作動薬やレボドパ服用中は，自動車運転をはじめ高所での作業など危険な作業は行わないように注意喚起が必要である．非麦角系は突発的睡眠を生じやすく，特段に注意が必要である．一方，麦角系作動薬の副作用としては，心臓弁膜症（心不全を起こしやすい）が知られており，投与前，投与期間中に心エコー検査を行い，心臓弁膜症を早期に発見できるようにしなければならない．

(3) ドパミンとドパミン作動薬の構造比較

　ドパミン作動薬はドパミンの受容体に結合することから，それらの構造は，ドパミンと類似性がある．ドパミン作動薬の構造中，図 2-43 太線で示した部分はドパミンと類似した部分である．また，ドパミン作動薬とドパミンを重ね合わすと構造の類似性が，よく理解できる（ピンクの構造式はドパミンである）．

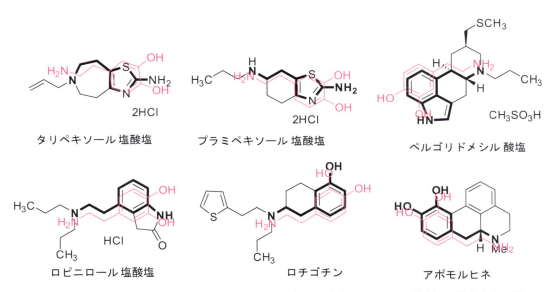

図 2-43　ドパミン作動薬（黒で示した構造）とドパミン（ピンクで示した構造）の重ね合わせ図

(4) ドパミンの受容体への結合

　ドパミン受容体はGタンパク質共役型受容体であり，7個のαヘリックスからなる膜貫通（TM）ドメインを持っている（図 2-44）．Gタンパク質共役型受容体のTMドメインは，平面に並んでいるわけではなく，中央に筒状の空間ができるように形成されており，その空間にドパミンが入り込むこととなる（図 2-45）．受容体の活性部位へ入ったドパミンのアミノ基は，TM3のαヘリックスのAsp114のカルボキシ基とイオン結合し，さらにドパミンのヒドロキシ基はTM5のαヘリックスのSer193のヒドロキシ基と水素結合する．ドパミンが受容体に結合することにより，受容体が立体構造変化を起こし活性化される．その後，Gタンパク質と酵素を介して

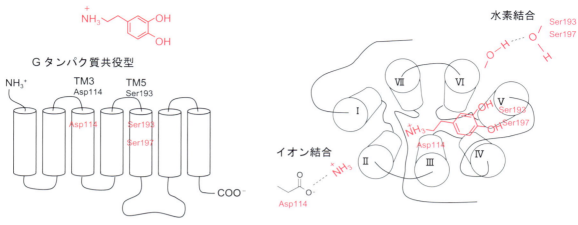

図2-44 Gタンパク質共役型受容体の構造　　図2-45 ドパミンのドパミン受容体への結合様式

細胞内セカンドメッセンジャーへと情報が伝えられていく．

(5) アポモルヒネの受容体への結合

実際に，ドパミンD受容体とこれらの作動薬は，どのように結合しているのだろうか．この結合に関しては，アポモルヒネを用いてよく研究されているので，その結合様式の1つの考え方をドパミンと比較して図2-46に模式的に示す．

アポモルヒネがドパミン D_2 受容体の活性部位に入ると，ドパミンと同様な結合様式に加えて，新たに疎水結合も生じるため，安定化して，ドパミンと同様なシグナル伝達が進行すると考えられる．他のドパミン作動薬についても同様に考えることができる．

アポモルヒネは，注射剤として用いられ，注射後10分くらいから効果が発現し，1時間程度

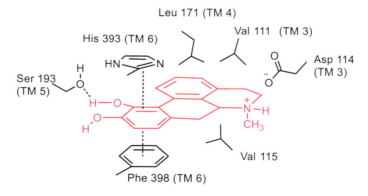

Ser 193との水素結合
His 393とPhe 398とのπ-π相互作用
Asp 114とのイオン結合
Leu 171, Val 111, Val 115との疎水結合

図2-46 アポモルヒネとドパミン D_2 受容体との結合様式

で効果が消失するため，他の抗パーキンソン病治療で効果の持続が短く，急に動けなくなった時（オフの時）に，動けるようにするために使われる．

◆ Case VI ◆

処方箋
　　ロピニロール塩酸塩徐放錠 8 mg　　　　　　1 日 1 回 1 回 1 錠毎食後

実習生：レボドパなんて 1 日に 6 回も飲んでいる人いたなぁ．こんな 1 日 1 回でいいなら，絶対これがいいなぁ．
指導薬剤師：確かに 1 日 1 回しか飲まなくていいというのは大事なポイントだね．ただ，使いにくいからレボドパはいらないとはならないんだ．

(6) レボドパとドパミン作動薬の使い分け

単純に「ドパミン受容体を刺激する」という働きをみると，レボドパもドパミン作動薬も全く同じとなるが，図 2-47「早期パーキンソン病治療のアルゴリズム」にあるように臨床的に使い分けがなされている．レボドパはドパミン作動薬と比べると，パーキンソン病の運動症状改善効果が高いが，長期服用によって症状の日内変動やジスキネジアを生じやすい．パーキンソン病は

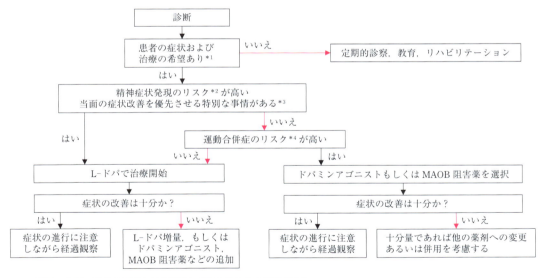

[*1] 背景，仕事，患者の希望などを考慮してよく話し合う必要がある
[*2] 認知症の合併など
[*3] 症状が重い（例えばホーン-ヤール Hoehn-Yahr 重症度分類で 3 度以上），転倒リスクが高い，患者にとって症状改善の必要度が高い，など
[*4] 65 歳未満の発症など

図 2-47　早期パーキンソン病治療のアルゴリズム
（日本神経学会監修（2018）パーキンソン病診療ガイドライン 2018，p.107，医学書院）

50～60代が好発年齢で，長期の予後が期待できる疾患であることを考慮すると，65歳未満の患者ではドパミン作動薬（または前述のMAO-B阻害薬）での治療開始が一般的である．ただし，「会社で運動症状を見られたくない」といった希望があれば，比較的若い場合でも症状の改善を優先してレボドパを用いることもある．また，ドパミン作動薬はレボドパよりも精神症状発現リスクが高く，その精神症状の発現リスクがある高齢者，認知症がある患者ではレボドパが優先的に考慮される．このように重症度や合併症，個人的・社会的な要因等によって，さらには服用開始後の副作用の有無も確認しながら薬剤を選択していくこととなる．

実習生：病気がわかっても，すぐに薬が決まるわけではないのですね．
指導薬剤師：そうだね，単純に当てはめていくだけのような簡単なものではないね．

2-7 ● 薬物治療5：ムスカリン受容体遮断薬（抗コリン薬）

◤ Case VII ◢

指導薬剤師：パーキンソン病に対して，基本はドパミンアゴニストかレボドパだよね．でも，それらは処方されてないのに，パーキンソン病治療薬が出ていることがあるんだ．何のために使っているかわかる？

処方箋
　ゾテピン錠 50 mg　　　　　　　　　　　1日3回1回1錠毎食後
　ビペリデン錠 1 mg　　　　　　　　　　　1日3回1回1錠毎食後

実習生：ゾテピンは統合失調症の薬ですよね．
指導薬剤師：統合失調症がどのような疾患か，まとめて見直してみよう．

● 2-7-1　中枢のドパミン神経系がかかわる疾患，副作用

（1）ドパミン神経系4つの主要経路
　中枢のドパミン神経系には，病気の発症とその治療に関与する次の重要な4経路がある．
Ⅰ　黒質－線条体系
Ⅱ　中脳－辺縁系
Ⅲ　中脳－皮質系
Ⅳ　漏斗下垂体系
　以下，部位別に，関係する疾患と症状，治療薬等について述べる．

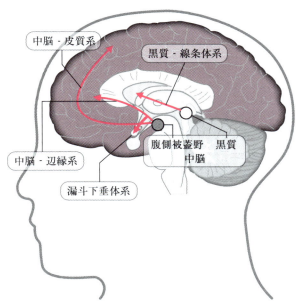

図 2-48　ドパミン神経系 4 つの主要経路

I．黒質 – 線条体系

　すでに述べたようにパーキンソン病発症に関与しているのは黒質線条体のドパミン神経系の機能低下である．中枢性のドパミン受容体遮断薬を使用すると，黒質線条体の機能低下が生じ，パーキンソン病様の症状を呈し，これを薬剤性パーキンソニズムという．レビー小体型認知症でもパーキンソン病様の症状を呈することがあるが，これはレビー小体が脳広範に出現し，黒質 – 線条体系に影響した結果と考えられる．

　パーキンソン病と比較した薬剤性パーキンソニズムの特徴として，以下の事があげられる．
① 進行が早い
　約 9 割の患者が，服用開始 20 日以内に発症しているとされる．
② 突進現象が少ない
③ 左右差が少なく，対称性のことが多い
　前述したように，パーキンソン病ではドパミン神経系の変性・逸脱に左右差が生じるが，抗ドパミン薬は右脳にも左脳にも等しく分布すると考えられ，振戦等の症状が両側に生じるのが典型的である．
④ 姿勢時・動作時振戦が出現しやすい
⑤ ジスキネジア・アカシジアを伴うことが多い
　アカシジアとは，手足がムズムズし，じっとしていられず動き回る症状をいう．
⑥ レボドパの効果が少ない
　ドパミン受容体遮断薬を使用中にドパミン作用を増強する薬剤を使用することは明らかに合理的でない．したがって，ドパミン受容体遮断薬によるパーキンソニズムに対しては，抗コ

リン薬が用いられている.

II. 中脳-辺縁系

中脳-辺縁系のドパミン神経系機能が過剰に働くことにより,幻覚や妄想といった統合失調症陽性症状を生じると考えられている.したがって,陽性症状抑制のためには中枢性のドパミンD_2受容体遮断作用を有する薬剤が用いられる.しかし,ドパミンD_2受容体遮断は,他の部位にも作用するため,薬剤性パーキンソニズムの他に,後述の陰性症状や高プロラクチン血症が生じやすい.

また,中脳-辺縁系は快感を生じる部位として機能している.したがって,レボドパやドパミンアゴニストが過剰に中脳-辺縁系に作用すると,病的賭博,強迫性購買,暴食等の衝動制御障害を生じると理解できる.

III. 中脳-皮質系

中脳-皮質系は注意力や集中力を含む様々な認知機能にかかわる部位であり,ドパミン神経系の機能が低下することによって,意欲の低下や感情鈍麻といった統合失調症陰性症状,認知機能障害が現れる.したがって,古くから統合失調症に使用されてきた強力なドパミンD_2受容体遮断薬を投与すると,統合失調症の陰性症状や認知機能障害は悪化することがあった.そこで,次にドパミンD_2受容体遮断に加えて,強力なセロトニン5-HT_{2A}受容体遮断作用を持つセロトニン・ドパミン拮抗薬が登場した.中脳-皮質系のドパミン神経は,セロトニン神経により抑制的に調節されている.したがって,セロトニン5-HT_{2A}受容体を遮断すると,中脳-皮質系のドパミン神経は抑制されなくなり,陰性症状,認知機能障害の改善が期待できる.さらに,セロトニン神経は中脳-皮質系のみならず黒質-線条体系のドパミン神経も抑制的に調節する一方,中脳-辺縁系ドパミン神経は抑制していない.したがって,セロトニン・ドパミン拮抗薬は,従来の強力なドパミンD_2受容体遮断薬に比べ,錐体外路症状は少なく,陰性症状にも効果的である.なお,症例にあげたゾテピンは,抗ドパミン作用とともにやや弱いながら抗セロトニン作用を有している.

IV. 漏斗下垂体系

漏斗下垂体のドパミン神経系は,プロラクチンが分泌しないよう抑える働きを担っている.したがって,ドパミンD_2受容体遮断薬が漏斗下垂体に作用することで,プロラクチンが過剰に分泌され,乳腺の発達,乳汁分泌といった症状がでる.

統合失調症について

統合失調症は,以前精神分裂病と言われていたが,2002年より現在の名称となった.多くは青年期に発症し,幻覚,幻聴,妄想,思考障害といった陽性症状(急性期)と自閉,自発性減退,無関心,感情平坦化などの陰性症状(慢性期)がある.

陽性症状の発症には,中脳-辺縁系が関与しており,本能や攻撃性を担う大脳-辺縁系においてドパミンが過剰となることで発症するとされている.つまり,陽性症状を抑制するためにはドパミン受容体遮断薬が効果を示す.

中脳−辺縁系

ドパミン仮説（陽性症状）
　脳内のドパミンの過剰が関与していると考えられている．
①ドパミンを遮断する抗精神病薬が陽性症状に効果を示す
②ドパミンの働きを活性化させる薬剤が統合失調症に似た幻覚・妄想を引き起こす

中脳−皮質系

セロトニン仮説（陰性症状）
　ドパミン神経系とそれを抑制的に作用するセロトニン神経系とのバランスの崩れが関与している（セロトニン優位）．
①ドパミンを遮断する抗精神病薬で陰性症状が改善されない患者に，セロトニンの働きを遮断する作用のある抗精神病薬を投与すると，陰性症状の改善がみられる．
②ただし，症状改善がみられるのはドパミン遮断作用のある薬剤と併用した場合のみで，セロトニン遮断作用の薬剤だけの投与では効果はみられない．

統合失調症の病因（仮説）

　一方，陰性症状は中脳-皮質系が関与しており高度精神機能を司る皮質系においてセロトニンが多くなりドパミンの働きが抑制されることで発症している可能性が考えられている．陰性症状はドパミン遮断作用を示す薬だけでは抑制することができず，同時にセロトニンを遮断する作用を持つ薬が効果を示す．

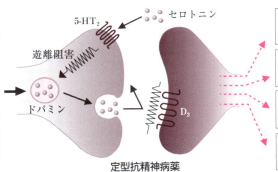

定型抗精神病薬の作用機序

　定型抗精神病薬は，ドパミン D_2 受容体遮断作用を主たる作用として持ち，中脳-辺縁系の D_2 受容体を強く遮断することで陽性症状に対して効果を示す（中脳-皮質系が関与する陰性症状にはほとんど効果を示さない）．副作用の発現において，黒質-線条体系のドパミン D_2 受容体の遮断は錐体外路障害を引き起こしパーキンソン症候群を発症する．また，間脳における視床下部-下垂体前葉において，視床下部から放出されたドパミンは下垂体前葉の D_2 受容体を刺激しプロラクチンの放出抑制に関与しているが，D_2 受容体遮断作用によりプロラクチンの放出抑制が解放され，乳腺刺激による乳漏症といった副作用が発症する（2-7-1 も参考）．

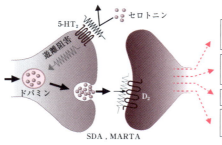

セロトニン・ドパミン拮抗薬（SDA）

リスペリドン，ペロスピロン
セロトニン5-HT₂受容体遮断作用とドパミンD₂受容体遮断作用を主たる作用機序として持つ．

多元受容体標的作用薬（MARTA）

オランザピン，クエチアピン，クロザピン
セロトニン5-HT₂受容体遮断作用，ドパミンD₂受容体遮断作用をはじめその他の受容体にも広く作用する機序を持つ．

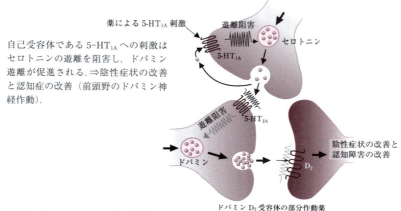

ドパミンシステムスタビライザー

アリピプラゾール
ドパミンD₂受容体の部分作動薬の作用を持つため，過剰なドパミン神経活動は抑制的に，逆に低下しているドパミン神経系の活動は賦活するように働くことでドパミン神経活動の安定化を行う薬物である．他に，5-HT₂受容体拮抗作用，5-HT₁ₐ受容体部分作動作用をもつため，錐体外路症状が現れにくい．アドレナリンα₁受容体およびヒスタミンH₁受容体拮抗作用を持つ．

非定型抗精神病薬の作用機序

　非定型抗精神病薬は，定型とは異なり，セロトニン5-HT₂受容体とドパミンD₂受容体遮断作用を主たる機序として持つことで陽性症状のみならず陰性症状に対しても効果を示し，さらに副作用の発現が少ない．非定型抗精神病薬におけるドパミンD₂受容体遮断作用の程度は定型抗精神病薬より弱く，加えて，5-HT₂受容体遮断作用を持つためドパミンの遊離を増加させる．この2つの作用で，中脳-皮質系でのドパミン作用は抑制されずに，陰性症状が改善する．また，この2つの作用によりドパミンの作用が強く抑制されないことから，副作用の発現もほとんど見られなくなった（2-7-1も参考）．

● 2-7-2 ドパミンとアセチルコリンのバランス（ムスカリン受容体遮断薬）〔まとめ図⑩〕

(1) ムスカリン受容体遮断薬（抗コリン薬）の構造と働き

ドパミン作動性神経の機能低下により，相対的に過剰興奮しているコリン作動性神経を抑制し，機能的不均衡を是正するために，中枢移行性のよいムスカリン受容体遮断薬が用いられる（図2-49）．抗パーキンソン病作用のあるムスカリン受容体遮断薬は，3級アミン構造を持ち，ムスカリン受容体と高い親和性を持つことが明らかにされている．比較的初期段階の軽症のパーキンソン病に適用され，筋固縮，振戦に有効性が高く，抗精神病薬などのドパミン D_2 受容体遮断薬による薬剤性パーキンソン病症候群にも有効である．

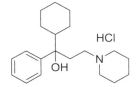
トリヘキシフェニジル塩酸塩
trihexyphenidyl hydrochloride

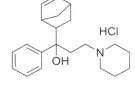
ビペリデン塩酸塩
biperiden hydrochloride

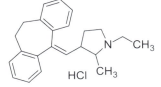
ピロヘプチン塩酸塩
piroheptine hydrochloride

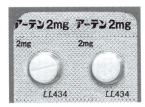
トリヘキシフェニジル
（アーテン®錠2 mg,
ファイザー）

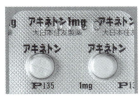
ビペリデン
（アキネトン®錠1 mg,
大日本住友製薬）

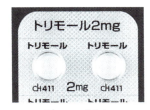
ピロヘプチン
（トリモール®錠2 mg,
長生堂製薬）

図2-49　パーキンソン病治療薬に用いるムスカリン受容体遮断薬

抗ムスカリン作用を有するアトロピンの化学構造をもとに，アトロピンの中枢への作用を増強するために，脂溶性の向上をめざして，構造変換がなされた．ムスカリン受容体遮断薬には，アミン部分が4級アンモニウムになっているもの（例えばメペンゾラートブロミド）と，3級アミン構造になっているもの（例えばトリヘキシフェニジル）があるが，パーキンソン病治療薬として用いられるものはすべて3級アミンである．

これは，血液脳関門を通過させるためには極性を抑える必要があるためと考えられる．さらに，もう1つ構造が異なる点は，ほとんどのムスカリン受容体遮断薬はアセチルコリンが持っているエステル構造を有しているが，これら3種のムスカリン受容体遮断薬は，エステル部分がメチレン鎖になっている点である．これもおそらく中枢に薬が移行しやすくするため，脂溶性を向上

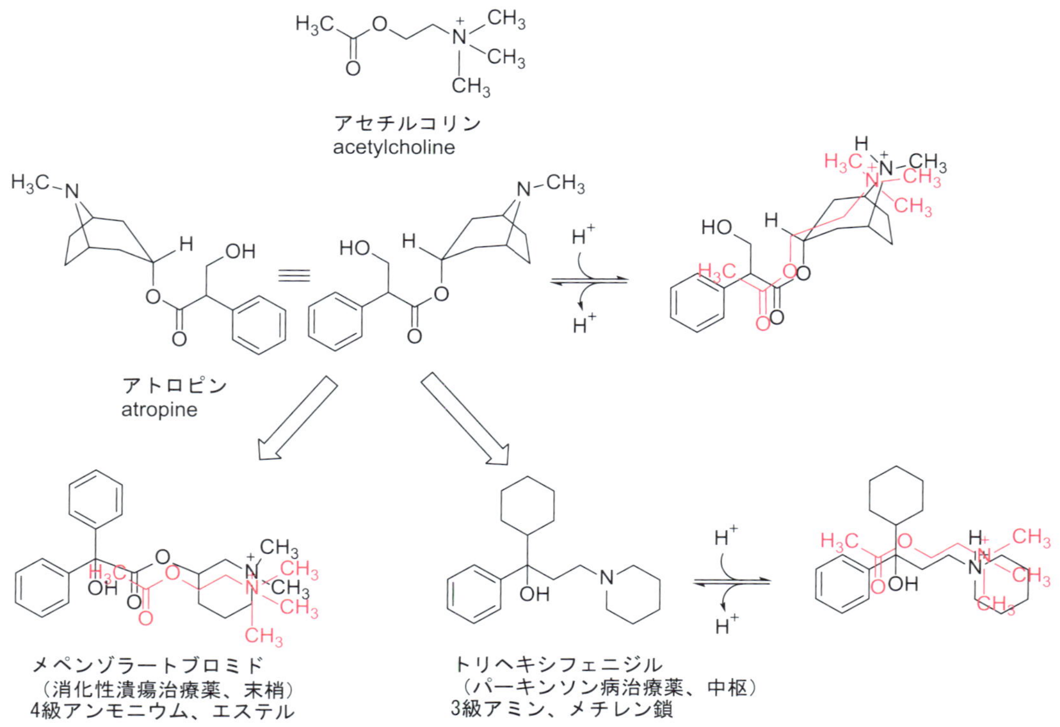

図 2-50　ムスカリン受容体遮断薬類（黒）とアセチルコリン（ピンク）の構造比較

させるのに役立っていると考えられる．図 2-50 に示したように，アトロピンおよびトリヘキシフェニジルは生理的条件下でプロトン化を受け 4 級アンモニウムとなって存在しており，アセチルコリンとの重ね合わせ図から，アセチルコリンとよく似た官能基の配置になっていることがわかる．また，4 級アンモニウムであるメペンゾラートブロミドも同様にアセチルコリンと類似の構造を有することが理解できる．

(2) ムスカリン受容体遮断薬による副作用

　パーキンソン病患者の中枢ではアセチルコリン神経系が亢進しているが，末梢でのいくつかの症状（2-1-4 参照）はアセチルコリン系の亢進と一致せず，別の要因が大きく働いている場合がある．つまり，ムスカリン受容体遮断薬の投与により，パーキンソン病の随伴症状が悪化することがあるので，患者がどのような症状を抱えているかの確認が重要である．

便秘：ムスカリン受容体遮断薬により悪化する．

認知症：ムスカリン受容体遮断薬により悪化する．

排尿障害：パーキンソン病患者にて多い排尿障害の機序は，過活動膀胱による頻尿と考えられている．したがってムスカリン受容体遮断薬によって改善する可能性がある．頻尿は夜間不眠をもたらし，パーキンソン病による睡眠障害をより悪化・複雑化させるため，頻尿の治療は十分に実施されることが大切である．過活動膀胱には，ムスカリン受容体遮断薬の中でも膀胱のムスカリン M_3 受容体に選択性の高いソリフェナシンやイミダフェナシン等が用いられる．

第2章　原因と作用機序から疾患と薬の関係について考える　73

認知症

認知症は，脳内のアセチルコリン量の低下が原因で発症する．そこで，脳内のアセチルコリン量を増やすためにアセチルコリンエステラーゼを阻害するドネペジルが投与され，アセチルコリンの分解を阻害している．このことより，認知症を発症している患者にムスカリン受容体遮断薬を投与すると症状が悪化する可能性があることが理解できる．

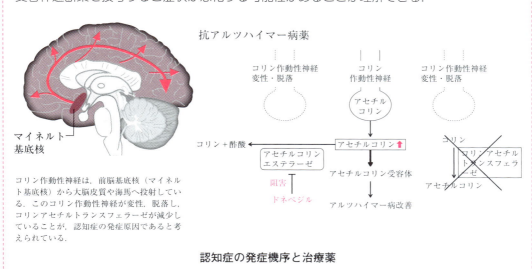

認知症の発症機序と治療薬

実習生：ビペリデンの処方意図がわかりました．抗精神病薬は中枢のドパミンの作用を下げるので，中脳黒質への影響が出るとパーキンソン病様の症状が出る．そこで，抗コリン薬を入れて，パーキンソニズムを抑えるためですよね．

指導薬剤師：いろいろとつなげながら考えられるようになってきたね．では，抗コリン薬のかわりにレボドパやドパミンアゴニストを使うのはいいかな？

実習生：それはダメですよね．中枢でドパミンが過剰に働くと陽性症状が出てしまうので，ドパミンやドパミンアゴニストを足すと，何のために抗ドパミン薬を出しているのかわからなくなりますよね．

2-8　薬物治療6：その他

● 2-8-1　ノルアドレナリン前駆体（ドロキシドパ）〔まとめ図⑪〕

・ノルアドレナリン系作用薬

　パーキンソン病の進行により，ノルアドレナリン神経（青斑核）の変性や脱落もみられる．そのために脳内のノルアドレナリンが不足し，姿勢反射障害やすくみ足といった症状が現れる．この不足したノルアドレナリンを補充するために，脳内に移行可能な前駆体として，ドロキシドパ

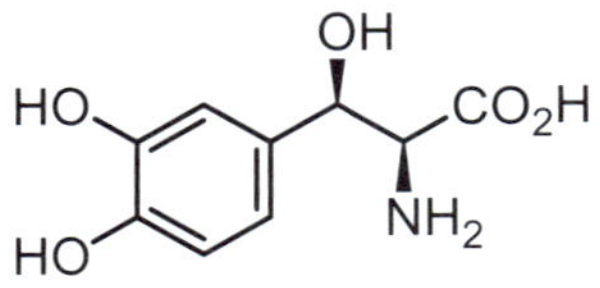

ドロキシドパ
droxidopa

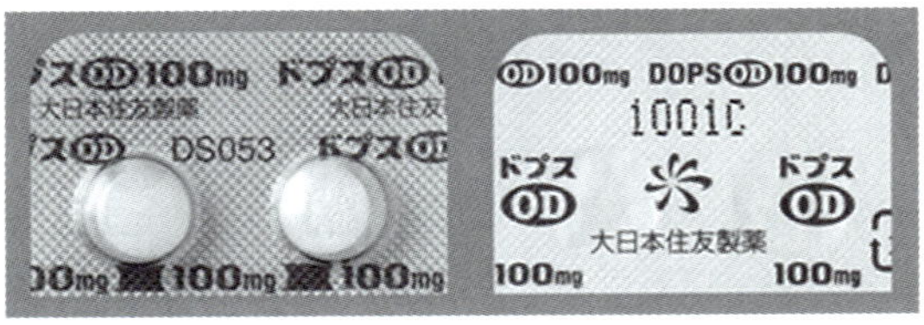

ドロキシドパ （ドプス®OD 錠 100 mg，大日本住友製薬）

図 2-51　ドロキシドパの構造

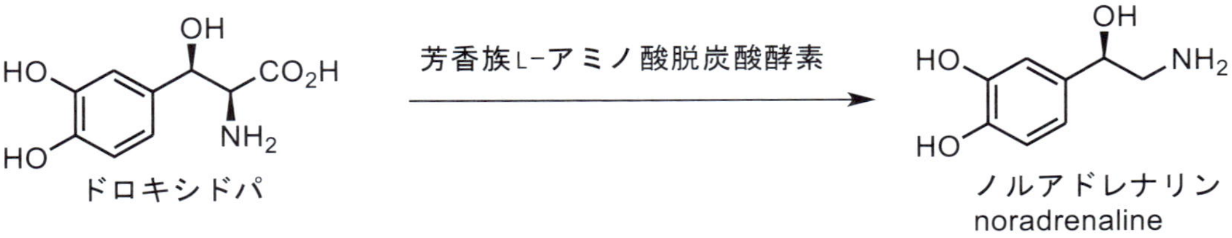

芳香族L-アミノ酸脱炭酸酵素

ドロキシドパ

ノルアドレナリン
noradrenaline

図 2-52　ドロキシドパのノルアドレナリンへの変換

が用いられる．このドロキシドパは，アミノ酸トランスポーターによって脳内に運ばれた後に，芳香族 L-アミノ酸脱炭酸酵素によって，ノルアドレナリンに変換される．また，起立性低血圧は，パーキンソン病自体の影響やレボドパ，ドパミン作動薬の副作用として生じることがあり，ドロキシドパが用いられている（図 2-51，図 2-52）．

● 2-8-2　アデノシン A_{2A} 受容体阻害薬（イストラデフィリン）〔まとめ図⑫〕

　イストラデフィリンはアデノシン A_{2A} 受容体拮抗薬であり，新規作用機序を持つパーキンソン病治療薬として世界で初めて開発された．通常，ドパミンは GABA 作動性神経を抑制し，それに対してアデノシンはアデノシン A_{2A} 受容体を介して GABA 作動性神経を興奮させている．一方，パーキンソン病ではドパミン神経の変性・脱落により GABA 作動性神経が過剰に興奮している．これに対して，イストラデフィリンは淡蒼球における GABA 作動性神経終末のアデノシン A_{2A} 受容体を阻害し，GABA 作動性神経の抑制を引き起こし，正常な神経伝達に近づけていると考えられる．一方，イストラデフィリンの構造はアデノシンと類似し，かつ，アデノシンよりも構造

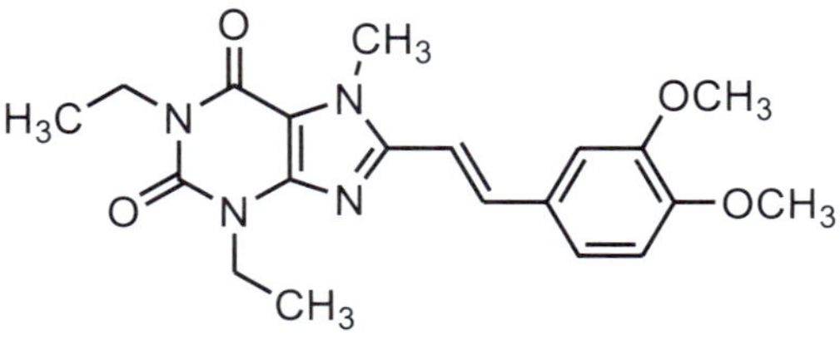

イストラデフィリン
istradefylline

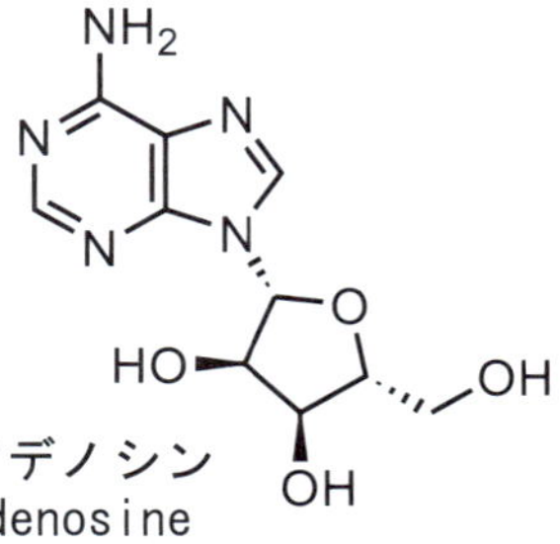

アデノシン
adenosine

図 2-53　イストラデフィリンとアデノシンの構造

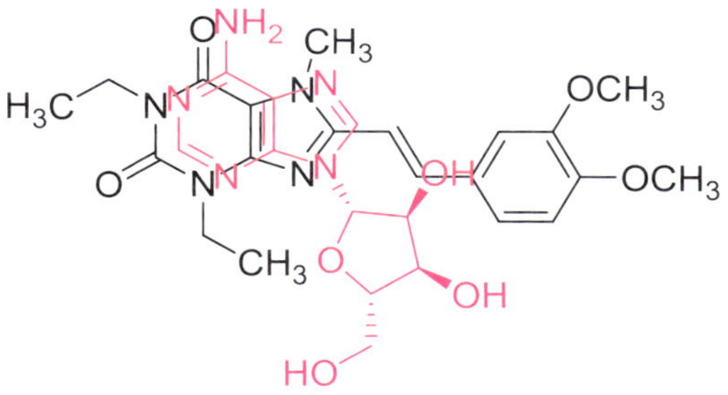

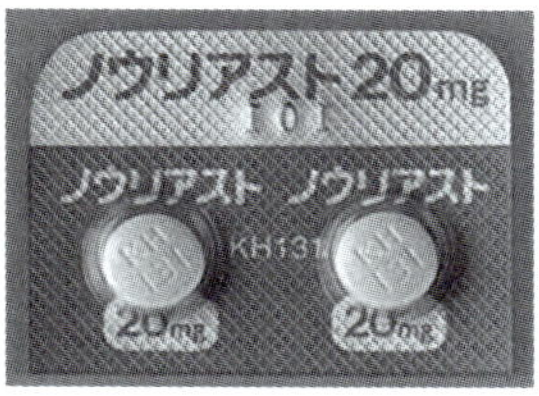

第 2 章　原因と作用機序から疾患と薬の関係について考える　　**75**

イストラデフィリン
（ノウリアスト®錠 20 mg，協和発酵キリン）

図 2-54　イストラデフィリン（黒）とアデノシン（ピンク）の重ね合わせ図

が大きいため，アデノシン A_{2A} 受容体拮抗薬になることは容易に理解できる（図 2-53，図 2-54）．

　特に，レボドパ製剤投与により，wearing off が出現している患者にイストラデフィリンを併用させることにより，平均オフ時間を減少させる．

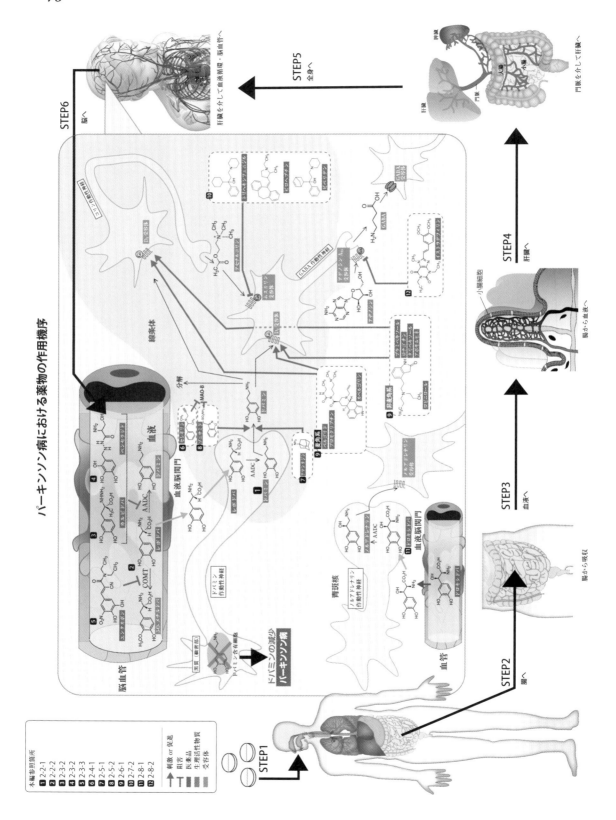

第3章

身近な事例から生体と薬，生活について考える
～カフェインとタバコから…～

3-1 ● まず，カフェイン…

◣ Case I ◥

実習生：よ～し，コーヒー飲んで気合い入れるぞ！

指導薬剤師：おっ，やる気スイッチオンだね．あ，患者さんいらっしゃったよ．こんにちは．

患者：眠気覚ましあるかな．

実習生：キターッ！今，話していたカフェインですね．

指導薬剤師：ハイハイ，きちんと注意点確認してからね．

実習生：え，そんな普段飲んでいるものなら大丈夫では？

指導薬剤師：確かにコンビニでもパッと買えるけど，せっかくうちの薬局にきてくれたんだよ．薬剤師の知識を活かしてプラスαの健康管理ができるのが薬局じゃないかい？

指導薬剤師：これまで大きな病気や，普段飲んでいる薬はありますか？

患者：普段は元気，まだまだ働き盛りの50歳や．痛風に効くアロプリノールっていう薬飲んでいるだけ．今日はカゼ薬のせいか，眠くてコーヒー3杯飲んだけど，効いてないからもっとカフェインいっぱいのもの買いにきたんや．

指導薬剤師：カゼ薬ってどんなものか，わかります？

患者：大丈夫，風邪のひき始めにいつも妻が使ってる身体に優しい漢方や．

指導薬剤師：葛根湯というのですかね？

患者：それ！さらに熱さましと鼻にも効くって書いてある優れものやで．

指導薬剤師：すいませんが，そのカゼ薬でしたら，今はカフェインを摂りすぎないよう注意した方がいいですね．

患者：そうなの？

指導薬剤師：葛根湯とカフェインとで心臓がドキドキすることがあるのですが，今は大丈夫ですか？血圧もみてみましょう．・・・上が175 mmHg，下が93 mmHgですので，高いですね．

患者：大丈夫！10年前から検診で言われてるけど，いつもそれくらいの血圧だよ．痛風は痛くてたまらないから薬飲んでるけど，血圧は高くてもなんともない，むしろ血圧上がるくらいカッカッと元気にしてるってことでしょう．

指導薬剤師：長いこと高血圧を放っておいて，自分でわかるほど症状が出た時は，もう心臓の働きが落ちていたりするので，ぜひ近々病院に行きましょう．よくわからないまま，心臓を刺激するような葛根湯とカフェインの組み合わせはおすすめできませんよ．

　　あと，熱さましも確認しておいてください．「アスピリン」と書いてあるのは，痛風を起こす可能性があるので使わない方がいいですよ．

患者：え，なんかそれの気がする．プリン体を避けた方がいいのは知っていて，カゼ薬の名前が「プリン」に似ているけど違うなと思ってたんよ．

指導薬剤師：ちゃんとチェックされていたのですね．実は，熱さましの中でもアスピリンは尿酸値を上げるので，別のものをおすすめします．

患者：気軽に使ってたら，全然よくないやん．セルフメディケーションって言うから，ガソリンスタンドのように『セルフ』でやってみたのに．

指導薬剤師：全部自分でするのがセルフメディケーションではありませんので，これから薬のことはなんでも薬剤師に相談してください．

　　では，今日はまだカゼ薬を飲んで間がないですし，実はアロプリノールもカフェインの効果を上げてしまうかもしれないので，カフェインを急に大量に摂ることは今後もやめておきましょう．風邪で眠気もあるなら，一番いいのは寝てもらうことなのですが，どうしても必要ならカフェイン以外の方法でいきましょう．こちらの商品に入っている「ショウガ」のような香辛料や炭酸水の刺激を使ってみてはどうでしょう．鼻の症状があるなら，ミントの飴やガムもいいと思います．

患者：いろいろ助かったよ．今日はこのミントのガムを買っていくね．ありがとう．

指導薬剤師：ほら，カフェインだからって侮ったらだめだったでしょ．

実習生：そうですね．普段から摂っていそうなものでも，場合によっては危ないんですね．でもアロプリノールの添付文書に，カフェインとの相互作用は載っていないですよね．カゼ薬を使っていない時は，カフェイン飲料に頼っても大丈夫ですかね？

指導薬剤師：もう少し調べてみようか．

上記の患者，実習生，指導薬剤師の会話を分割してQ&A方式で詳しく解説する．

3-1-1　カフェインとその作用

◘ Case I-i ◘

実習生：よ〜し，コーヒー飲んで気合い入れるぞ！

指導薬剤師：おっ，やる気スイッチオンだね．あ，患者さんいらっしゃったよ．こんにちは．

第3章　身近な事例から生体と薬，生活について考える　**79**

患者：眠気覚ましあるかな．

実習生：キターッ！今，話していた**カフェイン**ですね．

以下の質問に答えてカフェインについて勉強しましょう．

(1) **Basic：カフェインについて調べてみよう！カフェインは，どのようなものに含まれていますか？**

Answer

　カフェインが含まれる身近なものとしては，お茶やコーヒーがあげられる．特に玉露は100 mL中に160 mgほどとカフェインの含有量が多いが，一般的には一度に何杯もいただくものではない．煎茶やウーロン茶，紅茶は100 mLあたりおよそ20〜30 mgほどのカフェインを含有するといわれているが，妊婦など含有量を気にする方に対しては，ペットボトルのお茶でもカフェインを含有しない製品がいくつか販売されている．コーヒーは100 mLあたり60 mgほどと含有量が多く，多量摂取につながりやすい．「健康食品」の素材情報データベースによると，カフェインを含むコーヒー6カップ／日（カフェイン量600 mg）以上の短期間または長期間の飲用は，カフェイン中毒症状である不安やその進行症状であるせん妄，興奮を引き起こす可能性があり，危険性が示唆されている．

(2) **Basic：カフェインは，身体にどのような影響を与えますか？**

Answer

　カフェインを摂取すると，目が覚めたり（覚醒作用，中枢興奮作用），トイレに行きたくなったり（利尿作用），動悸がしたりする（循環器症状）．

(3) Advance：カフェインはキサンチンに属しており，その構造と性質についても調べてみよう．

Answer

　カフェインは，アルカロイドの一種で，1820 年頃にドイツの化学者ルンゲによってコーヒー（coffee）から世界で初めて単離されたことから，カフェイン（caffeine）と命名された．

　イミダゾール環とピリミジン環が縮環したプリン骨格を持つキサンチン誘導体として知られている．結晶は一水和物（$C_8H_{10}N_4O_2 \cdot H_2O$）もしくは無水物（無水カフェイン）として得られ，白色結晶で無臭であるが，味は極めて苦く，水に難溶である．カフェインと同じプリン骨格を持つものにアデニンやグアニンが知られている．

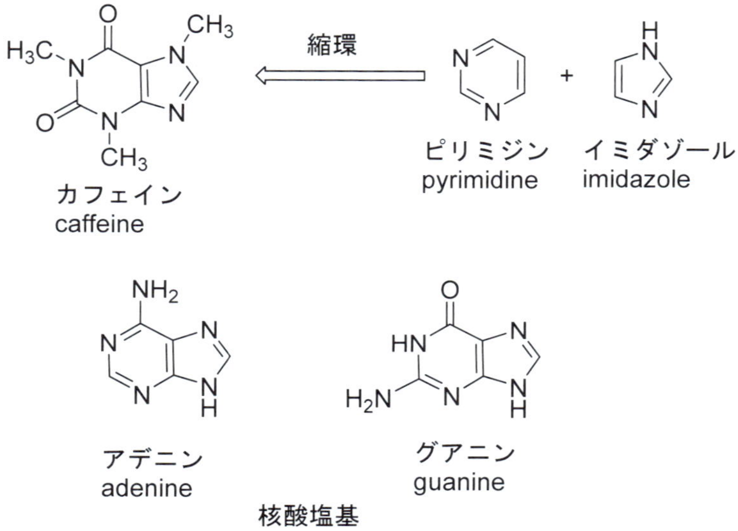

図 3-1　カフェインの構造と類似の核酸塩基

(4) Advance：カフェインはなぜ上記のような影響を身体に与えるのか薬理学的に説明してみよう．

Answer

　カフェインの薬理作用で重要なのは，アデノシン受容体（A_1，A_{2A}）に対する遮断作用やホスホジエステラーゼに対する阻害作用などである．このような薬理作用を持つカフェインがなぜ覚醒作用，利尿作用，循環器作用を示すのかを以下に示す．

① 覚醒作用

　カフェインの覚醒作用は，カフェインが中枢においてアデノシンの類似体としてアデノシン受容体に対して拮抗作用を示すことによる．大脳基底核の線条体–淡蒼球の経路（GABA 作動性神経）にはアデノシン A_{2A} 受容体が特異的に発現しており，このアデノシン A_{2A} 受容体を

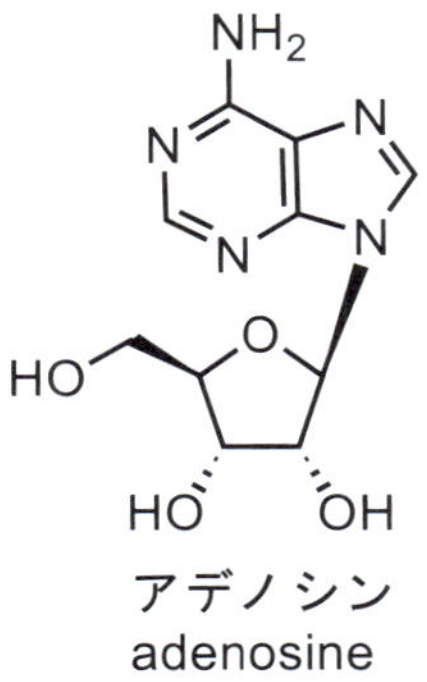

第3章 身近な事例から生体と薬，生活について考える　　**81**

アデノシン
adenosine

図 3-2　アデノシンの構造

　カフェインが阻害することで抑制性の神経である GABA 作動性神経から GABA の放出が抑制される．結果として，神経間隙における GABA 量の低下は神経興奮抑制作用の抑制を引き起こし，中枢興奮作用が認められることとなる．
　抗パーキンソン病治療薬であるイストラデフィリンは，アデノシン A_{2A} 受容体を阻害する薬である．パーキンソン病では，ドパミン量の低下とアセチルコリンの過剰放出による GABA 作動性神経の興奮が起こっている（GABA 放出量の増加）．イストラデフィリンは，アデノシン A_{2A} を阻害することで GABA 放出量を抑制して，後神経を興奮させる．このことからもカフェインの中枢興奮作用を理解することは可能である（第 2 章参照）．

② 利尿作用
　腎臓においてアデノシンは，A_1 受容体を介して尿細管における水およびナトリウムの再吸収の亢進を引き起こす．これに対し，カフェインは，アデノシン A_1 受容体に対して拮抗作用を示すことから，水やナトリウムの再吸収を抑制することで利尿作用を示すと考えられている．

③ 循環器作用
　心筋の収縮は，アデノシンが心臓の A_1 受容体（Gi）を刺激することによりアデニル酸シク

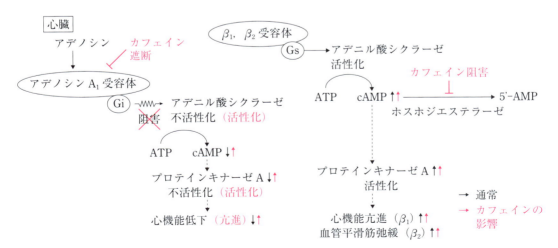

図 3-3　カフェインによる心機能亢進および血管拡張のメカニズム

82

ラーゼの活性が抑制され，cAMP の減少が起こることにより抑制される．A$_1$ 受容体を遮断するカフェインは，cAMP の上昇を介して心筋収縮力増大を引き起こす（心機能亢進）．また，心筋と血管平滑筋のホスホジエステラーゼがカフェインにより阻害されて cAMP の分解が抑制されることで，cAMP 濃度が増加すると心臓では収縮が，血管では拡張作用が強く現れる．このようなメカニズムで，カフェインは心機能，ならびに循環血流の亢進を引き起こす．

カフェインについてはまとめられましたね．それでは薬局での会話の続きです．

● 3-1-2　痛風と尿酸，その治療薬

◤ Case I-ii ◥

実習生：キターッ！今，話していたカフェインですね．

指導薬剤師：ハイハイ，きちんと注意点確認してからね．

実習生：え，そんな普段飲んでいるものなら大丈夫では？

指導薬剤師：確かにコンビニでもパッと買えるけど，せっかくうちの薬局にきてくれたんだよ．薬剤師の知識を活かしてプラスαの健康管理ができるのが薬局じゃないかい？

指導薬剤師：これまで大きな病気や，普段飲んでいる薬はありますか？

患者：普段は元気，まだまだ働き盛りの 50 歳や．**痛風**に効く**アロプリノール**っていう薬飲んでいるだけ．今日は**カゼ薬**のせいか，眠くてコーヒー 3 杯飲んだけど，効いてないからもっとカフェインいっぱいのもの買いにきたんや．

病気や薬の基本を整理することが必要です．以下の質問に答えて知識を深めましょう．

（1）　Basic：痛風ってどんな病気？どのような症状がでるのでしょう？

Answer

　痛風は成人男性の約 20％に認められ，特に 30～40 歳代の頻度が高い．痛風発作とは，足の関節（親指の付け根や足首の関節に多い）などに尿酸の結晶が沈着し，激しい炎症が生じる病状である．尿酸の結晶が腎臓に生じることによる腎機能障害を生じる可能性もある．

第3章　身近な事例から生体と薬，生活について考える　**83**

（2）　Basic：痛風の検査で，血中に上昇しているものは何？構造式も書いてみよう．

Answer

　血中に上昇している化合物は，尿酸である．尿酸の血液中の濃度は男女とも 7.0 mg/dL までは，基準値内であり，これを超えると異常で高尿酸血症と呼ばれる．

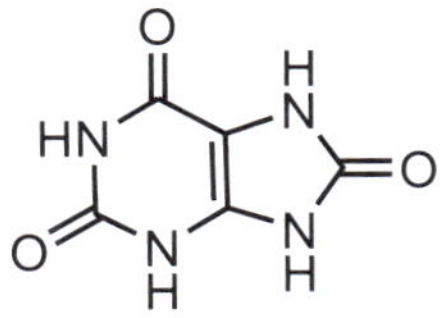

尿酸
uric acid

図 3-4　尿酸の構造

（3）　Advance：その性質は？

Answer

尿酸の性質：白色結晶で水に溶けにくい pKa：5.8

　尿酸はビタミン C よりもはるかに強力な抗酸化物質であり，体内に一定量存在することには大きな意義がある．ヒトの血中に最も高濃度で存在する抗酸化物質は尿酸であり，ヒト血清中の抗酸化物質全体の約半分を占める．尿酸は，運動ストレス時の抗酸化物質として作用する報告がある．

（4）　Advance：尿酸の原料となるプリン体について，構造式を示しながら説明してみよう．

Answer

　窒素原子を 4 個含む 2 つの環からなる化合物 **1** をプリンといい，この骨格をプリン骨格という．プリン骨格を有するものを図 3-5 に示した．核酸塩基として知られるアデニンやグアニン，その代謝物であるキサンチン，カフェインやテオフィリンは，お茶などに含まれるアルカロイドである．キサンチン，カフェインおよびテオフィリンは，特にキサンチン誘導体と呼ばれている．

1 プリン purine
7H-imidazo[4,5-d]pyrimidine

アデニン adenine / グアニン guanine / ヒポキサンチン hypoxanthine / 尿酸 uric acid

キサンチン xanthine / テオフィリン theophylline / カフェイン caffeine / テオブロミン theobromine

図 3-5 プリンとその類似化合物

溶解度（水）の比較
ヒポキサンチン：ほとんど溶けない
キサンチン：0.067 g/L
尿酸：溶けにくい
アロプリノール：0.35 g/L

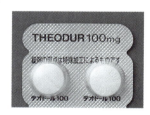

テオフィリン
（テオドール®錠 100 mg，田辺三菱製薬）

　ヒポキサンチンの方が尿酸より溶解度が低いが，生体内に蓄積するのは尿酸である．この理由は，生体内で，ヒポキサンチンが生成してもキサンチンオキシダーゼによって酸化され，最終的に尿酸になるからである．人体には尿酸を酸化する酵素は存在しないので，体内ではこの尿酸が蓄積すると考えられる．

(5) Advance：尿酸がなぜ痛風（痛み）を起こすの？メカニズムを説明してみよう．

Answer
　　痛風発作の痛みは，関節腔内に尿酸塩結晶の析出・遊離が起こることで発症する．その原因

は，① プリン体を含む食事の過剰な摂取により急激な尿酸値の上昇が起こり結晶化が促進されるか，② すでに沈着していた尿酸塩結晶が尿酸の産生を抑制する薬などで急激な血中の尿酸低下により関節腔内に溶け出してくることなどによる．さらに，尿酸結晶を好中球が貪食するために遊走し，好中球からケミカルメディエーターやサイトカインなどが遊離されると血管拡張，血管透過性亢進，白血球遊走などが起こる．結果的に，疼痛，発赤，腫脹，熱感といった炎症反応が生じる．

・炎症について

　炎症反応とは環境中の病原体や創傷に対応するための生体防御反応であるが，炎症反応が増長されて長期間続くと深刻で有害な病状を引き起こすことがある．炎症反応の典型的な症状は，発赤，熱感，腫脹，疼痛であり，これらは血管拡張と血管透過性亢進，白血球や貪食細胞の浸潤，組織破壊と線維化によって引き起こされる．

　炎症の過程（図3-6）には第1期から第3期まである．第1期では，局所に存在する細胞から産生されたヒスタミン，ブラジキニン（BK），プロスタグランジン（PG），ロイコトリエン（LT）などのケミカルメディエーターにより，血管拡張および血管透過性亢進が起こる．

　第2期では，白血球が炎症局所に発現しているケモカイン類により血管の内皮細胞に接着させられ集積する．その後，血管を通り抜けた白血球が炎症部位に集まる．集まった白血球はサイトカイン類により活性化されて，ケミカルメディエーター類を産生することで炎症を拡大・増悪していく．

　第3期では，マクロファージが死滅した細胞や細菌類を貪食して取り除く（治癒）．一方，線維芽細胞が炎症部位に集積すると肉芽組織を形成し炎症が慢性化していく．

　炎症にかかわるプロスタグランジンは，図3-7に示すような経路でアラキドン酸から生合成される．細胞膜リン脂質の構成成分であるアラキドン酸は，ホスホリパーゼ A_2 がリン脂質

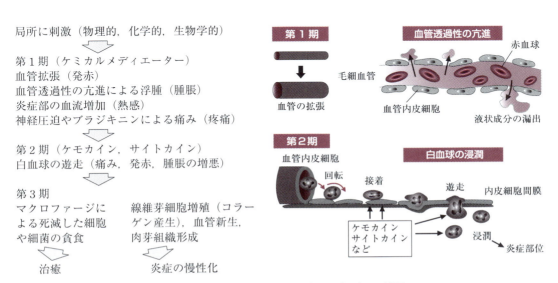

図3-6　炎症（発赤，熱感，腫脹，痛み）の過程

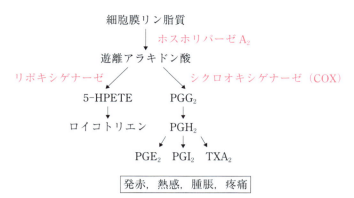

図 3-7 アラキドン酸の主要代謝物の生成経路

に作用すると遊離される．遊離アラキドン酸は，シクロオキシゲナーゼ（COX）という酵素により PGG_2 となり，さらに PGG_2 からの代謝産物である PGH_2 が PGE_2, PGI_2, トロンボキサン $(TX)A_2$ となる．また，COX には，COX-1 と COX-2 の 2 つの型が存在する．COX-1 は胃や腸などの消化管，腎臓などに定常的に発現しており，PGI_2, PGE_2 の産生を介して臓器の保護を行っている．これに対して，COX-2 は炎症が起こった部位において炎症性メディエーターにより誘導される（誘導型 COX）．つまり，COX-2 が存在する炎症部位では健常部位と比べて，PGI_2, PGE_2 などが過剰に産生され，これらが血管拡張や血管透過性を引き起こし，炎症局所で発赤および熱感などの症状を起こす．また，PGE_2 はヒスタミンによるこれらの作用を促進する働きを持っている．

アラキドン酸はリポキシゲナーゼにより喘息症状の発症（気管支収縮など）に関与するロイコトリエン類にも変換され，LTC_4 や LTD_4 が産生遊離される．また，血管において，ロイコトリエンは血管内皮細胞を収縮させ血管透過性を亢進させることで腫脹などを引き起こす．

(6) Basic：尿酸が作られる時のもとになるものは何？構造式も書いてみよう．

Answer

核酸から分解して得られるヒポキサンチンやキサンチンから尿酸が生成する．

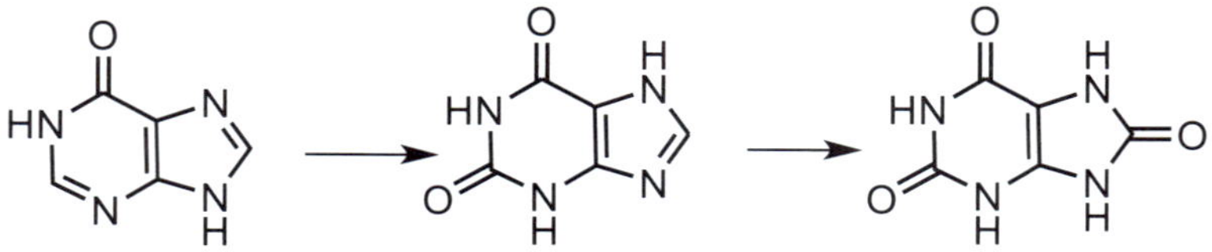

ヒポキサンチン → キサンチン → 尿酸

図 3-8 生体内における尿酸の生成経路

第3章　身近な事例から生体と薬，生活について考える　　**87**

（7） **Advance：尿酸の作られる経路を構造式を含めて説明してみよう．**

Answer

プリンヌクレオチドから尿酸への代謝

　食品や身体の細胞に含まれる核酸類の分解により生成するアデニル酸，イノシン酸，グアニル酸（プリンヌクレオチド）は，5′-ヌクレオチダーゼで，それぞれアデノシン，イノシン，グアノシン（プリンヌクレオシド）に変換される．続いて，イノシンはプリンヌクレオシドホスホリラーゼでヒポキサンチンになり，キサンチン酸化還元酵素（キサンチンオキシダーゼとも呼ばれている）で酸化され，キサンチンに変換される．一方，アデノシンはイノシン経由でキサンチンに，またグアノシンはグアニン経由でキサンチンに変換される．キサンチンはさらに酸化されて尿酸になる．

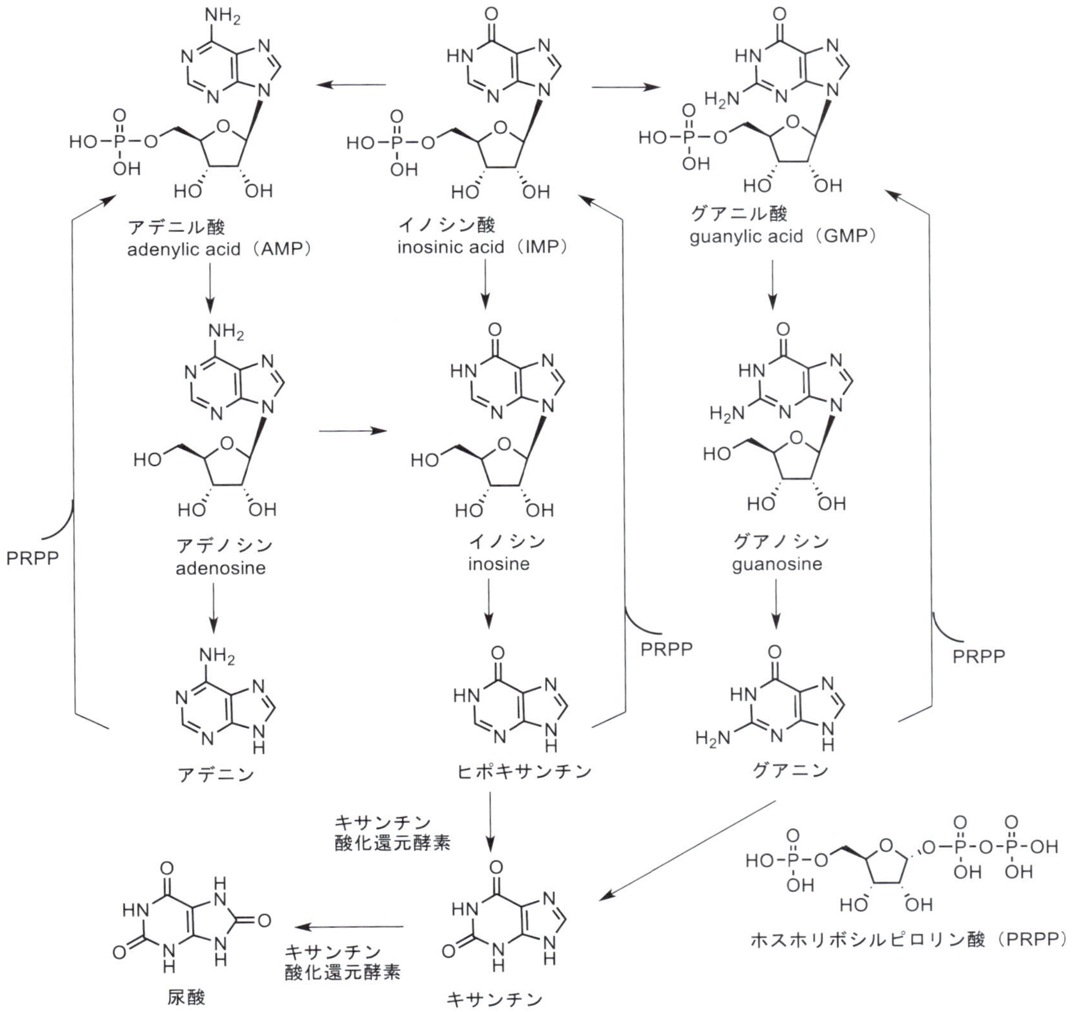

図 3-9　プリンヌクレオチドから尿酸への代謝

(8) Advance：尿酸の生成を防ぐにはどうしたらよい？

Answer

1）尿酸はプリン体から合成されるため，尿酸値を下げるためにはプリン体の摂取を控えればよいことがわかる．そのため，血液中の尿酸値が高い人は食物に含まれるプリン体の量に気をつけなければならない．

2）尿酸の作られ過ぎている状態を改善する．具体的には，尿酸が新しく作られる過程を阻害することで尿酸の産生を抑制する．すなわち，ヒポキサンチンから尿酸に変換する酵素であるキサンチン酸化還元酵素を阻害すれば，尿酸の生成を抑えることができる．その医薬品がアロプリノールである．

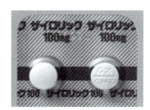

アロプリノール
（ザイロリック®錠，グラクソ・スミスクライン）

(9) Advance：アロプリノールが痛風に効くのはなぜか薬理学的に説明してみよう．

Answer

尿酸の代謝は，図3-9にあるように核酸→プリンヌクレオチド→プリンヌクレオシド→プリン塩基となり，プリン塩基においてヒポキサンチン→キサンチン→尿酸となる過程ではキサンチン酸化還元酵素が働く．アロプリノールは，キサンチン酸化還元酵素を阻害することで尿酸の産生を低下させ痛風を抑制している．

(10) Advance：アロプリノールの構造式から薬理作用を説明してみよう．

Answer

アロプリノールの作用機序

ヒポキサンチンはキサンチン酸化還元酵素によってキサンチンに酸化され，さらに尿酸に変換される．アロプリノールはヒポキサンチンと構造がよく似ているためにアロプリノールが存在していると，キサンチン酸化還元酵素がヒポキサンチンのかわりにアロプリノールを取り込み，アロプリノールはオキシプリノールに変換される．その結果，ヒポキサンチンはキサンチンを経由して尿酸に変換されないため，尿酸の生成が抑えられる．

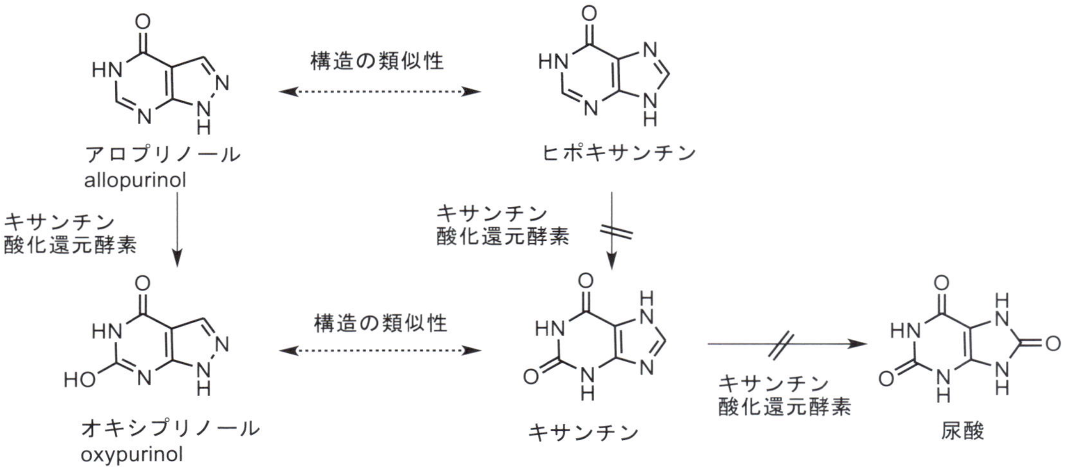

第 3 章　身近な事例から生体と薬，生活について考える　**89**

図 3-10　アロプリノールの作用機序

(11) **Advance：アロプリノール以外の痛風治療薬について薬理作用をふまえて説明してみよう.**

[Answer]

　キサンチン酸化還元酵素を阻害する医薬品としてはアロプリノール以外にフェブキソスタットおよびトピロキソスタットが知られている．アロプリノールは前述したようにキサンチン酸化還元酵素を阻害するが，フェブキソスタット，トピロキソスタットはプリン骨格を持たないためアロプリノールとは違った作用でキサンチン酸化還元酵素を阻害する．

　アロプリノールを服用すると，薬剤性過敏症症候群という重篤な皮膚症状を生じることがある．これには，アロプリノールがプリン骨格を有し，核酸代謝に影響を及ぼすことと関連する可能性が考えられている．一方，フェブキソスタットはプリン骨格を持たず，他の核酸代謝へ影響する可能性は低く，重篤な皮膚症状のリスクは低い．

　コルヒチンは，好中球の細胞遊走（遊走，貪食）と分裂を抑制する．その結果，炎症部位でのケミカルメディエーターの放出が抑制される．しかしながら，コルヒチンは他の組織で微小管重合も阻害するため，細胞分裂を抑制し，その結果消化器症状，血液障害，脱毛などの副作用が認められる．

　プロベネシド，ベンズブロマロンは，尿細管での尿酸の再吸収を抑制することで尿酸を尿中へと排泄する．

(12) **Advance**：様々なキサンチン酸化還元酵素阻害薬があることがわかったので，ここで，キサンチン酸化還元酵素阻害薬についてもっと詳細に勉強してみよう．

Answer

キサンチン酸化還元酵素阻害薬は痛風治療薬の1つとして用いられている．痛風は尿酸結石の形成によって惹起される急性の炎症である．高尿酸血症の原因には様々な要因があるが，それらの要因の対策とともに高尿酸状態を下げる医薬品を使用することも必要になる．キサンチン酸化還元酵素を阻害することにより尿酸の生成を抑える医薬品は40年以上使用されているアロプリノールの他に，最近開発されたフェブキソスタットおよびトピロキソスタットがある．

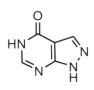
アロプリノール

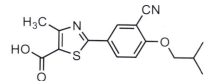
フェブキソスタット
febuxostat

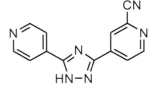
トピロキソスタット
topiroxostat

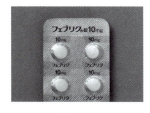
フェブキソスタット
（フェブリク®錠10 mg,
帝人ファーマ）

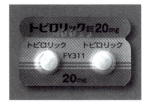
トピロキソスタット（トピロリック®錠20 mg，富士薬品（左），
ウリアデック®錠20 mg，三和化学研究所（右））

図3-11　痛風治療薬

最初に，キサンチン酸化還元酵素によるヒポキサンチンからキサンチン，およびキサンチンから尿酸への提唱されている酸化反応機構を示す．キサンチン酸化還元酵素は二量体であり，それぞれモリブドプテリン補酵素部分，FAD補酵素部分および[2Fe-2S]クラスター部分からなっている．まず，活性型モリブドプテリン(VI)補酵素によってヒポキサンチンはキサンチンへ，キサンチンは尿酸に酸化されるが，同時にモリブドプテリン(VI)は還元型モリブドプテリン(IV)へ還元される．これを6価のモリブデンに変換するために，FAD補酵素部分および2種の[2Fe-2S]クラスター部分が必要となる．

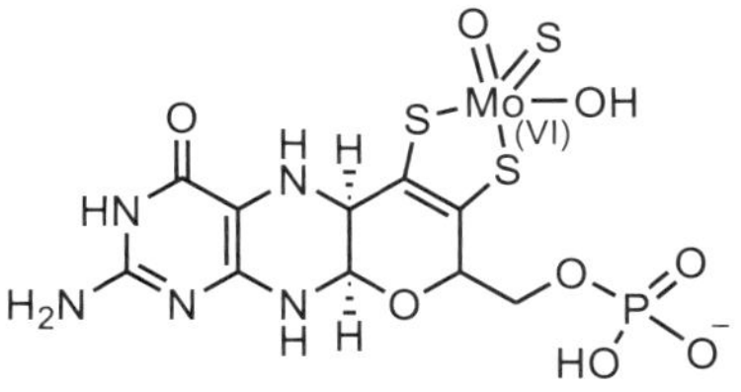

第3章　身近な事例から生体と薬，生活について考える　**91**

モリブドプテリン（VI）

ヒポキサンチン　　　　　　　　　　　キサンチン　　　　　　　　　　　尿酸

モリブド　　　　　　　モリブド　　　　　　　　　　　　モリブド　　　　　　　モリブド
プテリン (VI)　　　　プテリン (IV)　　　　　　　　　プテリン (VI)　　　　プテリン (IV)

2 × [2Fe-2S], FAD, NAD$^+$　　　　　　　　　2 × [2Fe-2S], FAD, ,NAD$^+$

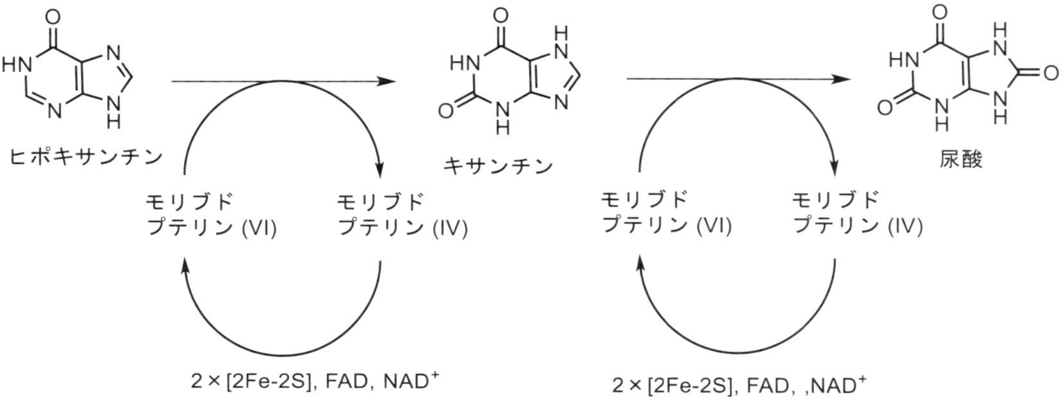

図 3-12　キサンチン酸化還元酵素によるヒポキサンチンから尿酸への概略図

　　まず，ヒポキサンチンが図 3-13 に示したように，酵素中の活性型モリブドプテリン（VI）近傍に取り込まれ，Glu 803 と水素結合して安定化する．続いて，モリブドプテリン（VI）のモリブデンに結合しているヒドロキシ基のプロトンが Glu1262 のカルボキシラートにより引き抜かれ，求核性が強められたアルコキシドがヒポキサンチンの 2 位に求核付加した後，2

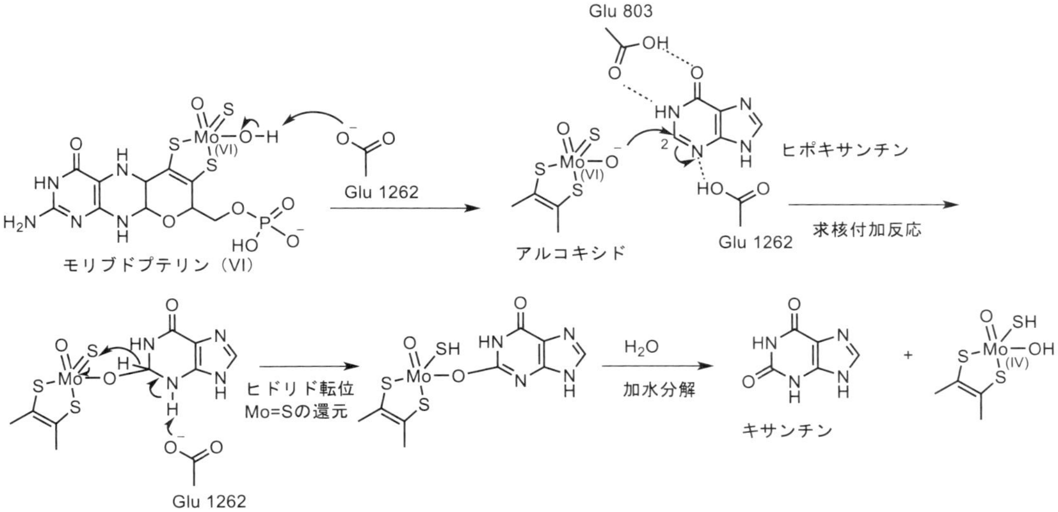

モリブドプテリン（VI）　　　　　　　　　アルコキシド　　　　　　　　Glu 1262

図 3-13　キサンチン酸化還元酵素の補酵素モリブドプテリン（VI）によるヒポキサンチンからキサンチンへの酸化反応機構

位の水素が矢印で示したようにヒドリドとして脱離しながら，結果的にこのヒドリドが Mo＝S 結合を還元する．最後に加水分解すると，キサンチンが生成すると考えられている．

　さらに，このキサンチンが，同様な酸化反応により尿酸に酸化される．すなわち，キサンチンは酵素の活性中心に取り込まれ，Glu803 および Arg881 と水素結合することにより，安定化している．続いてアルコキシドの求核付加反応，ヒドリドの転位反応により中間に **A** が生成する．最後に加水分解して，尿酸が生成する（図 3-14）．

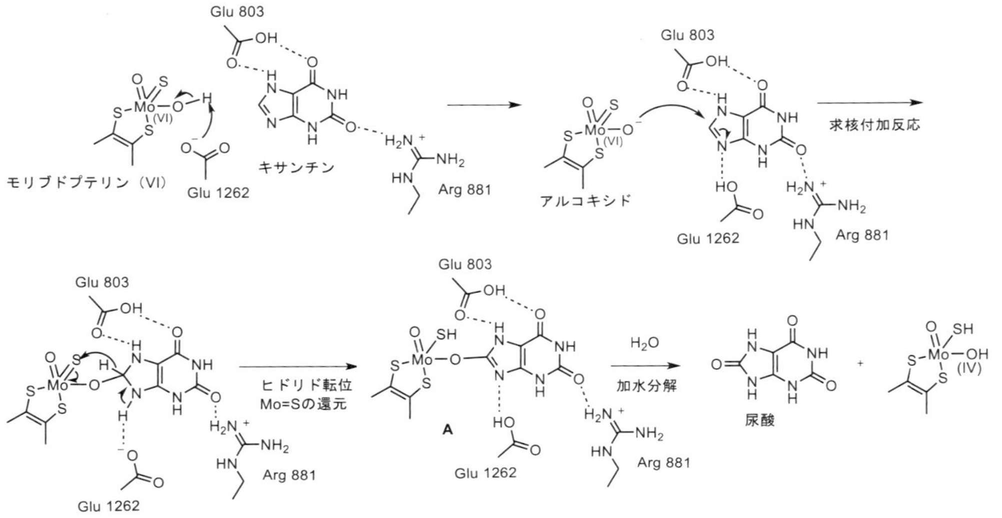

図 3-14　キサンチン酸化還元酵素の補酵素モリブドプテリン（Ⅵ）によるキサンチンから尿酸への酸化反応機構

　以上のキサンチン酸化還元酵素の反応機序をふまえて，アロプリノールの酵素阻害機構については次のように考えられている．

　アロプリノールは 1956 年にキサンチン酸化還元酵素阻害薬（痛風治療薬）として開発された．その構造はヒポキサンチンと類似していることから，ヒポキサンチンのかわりにキサンチン酸化還元酵素に取り込まれ，活性型モリブドプテリン（Ⅵ）により酸化されて，オキシプリノールに変換される．このオキシプリノールは，同時に生成する還元型モリブドプテリン（Ⅳ）と図 3-15 に示したように共有結合して酵素阻害作用を示す．しかし，この酵素中には他の電子伝達系が存在するため，還元型が酸化されて再び活性型（Ⅵ）に変換されると同時に，オキシプリノールは解離する．

　アロプリノールは効果が確かめられた優れた医薬品であるが，皮膚粘膜眼症候群（Stevenes-Johnson 症候群）といった重篤な副作用があり，腎排泄のため腎機能が低下した患者には使用できないなどの弱点がある．したがって，選択肢を増やすという意味で，有効な医薬品の開発が望まれた．その結果，痛風治療薬として，アロプリノールとは全く異なる構造を持つフェブキソスタットおよびトピロキソスタットが開発された．

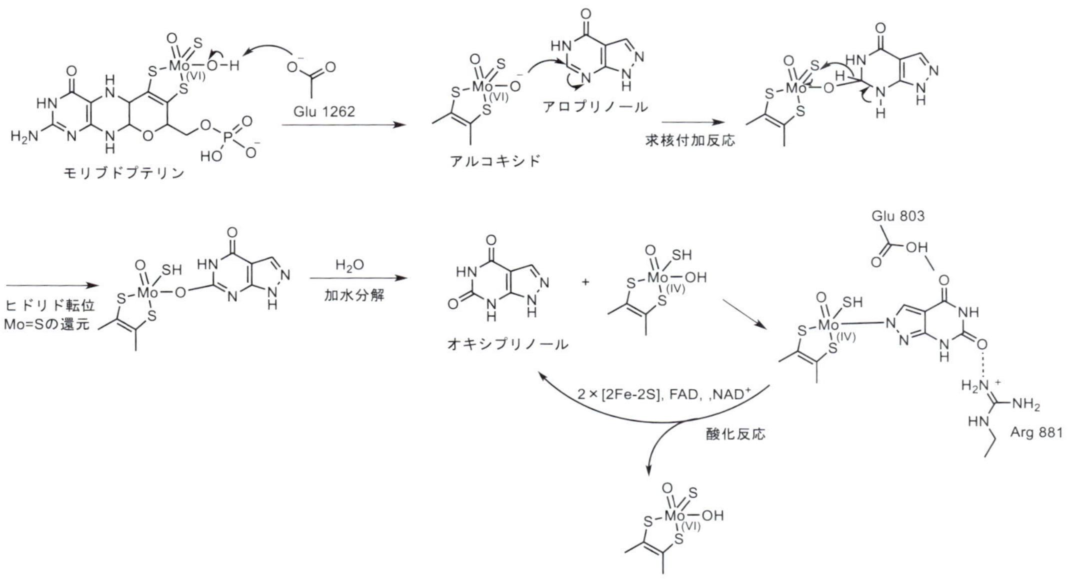

第3章 身近な事例から生体と薬，生活について考える　　93

図3-15　キサンチン酸化還元酵素の補酵素モリブドプテリン（VI）によるアロプリノールのオキシプリノールへの酸化反応機構

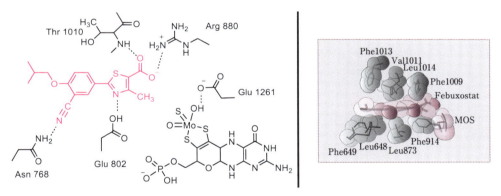

図3-16　フェブキソスタットの酵素との結合様式

　フェブキソスタットのキサンチン酸化還元酵素阻害機構は，アロプリノールと異なり，図3-16に示したように水素結合やイオン結合などの非共有結合で酵素の中に取り込まれる．また，フェブキソスタットの面の上下はフェニルアラニン，バリン，ロイシンなどの脂溶性の置換基を有するアミノ酸に挟まれて安定化している．
　次に，提唱されているトピロキソスタットのキサンチン酸化還元酵素阻害機構について述べる（図3-17）．トピロキソスタットをキサンチン酸化還元酵素と反応させるとピリジン環の2位にヒドロキシ基が導入されたAの生成が確認されたことより，以下に示す阻害機構が提唱されている．
　まず，トピロキソスタットがヒポキサンチンのかわりにキサンチン酸化還元酵素のモリブドプテリン近傍に取り込まれる．その後，活性型モリブドプテリン（VI）より誘導される求核性

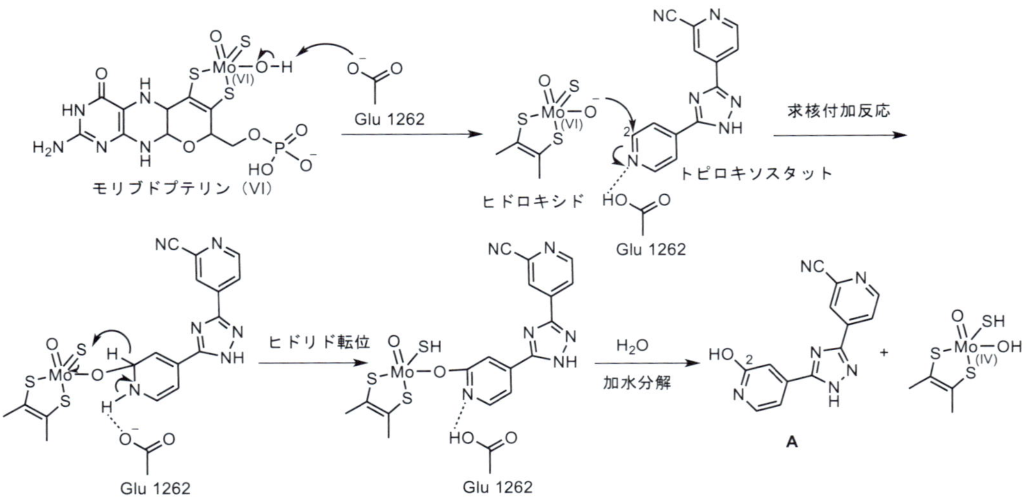

図3-17　トピロキソスタットとキサンチン酸化還元酵素の補酵素モリブドプテリン（VI）との反応

の高いアルコキシドがトピロキソスタットのピリジン環上 C ＝ N 結合に求核付加した後，ヒドリド転位，加水分解を経て，**A** が生成すると考えられている．

　以上のように，3種のキサンチン酸化還元酵素阻害薬の反応機構を詳しくみると，それぞれの阻害作用に特徴があることがわかる．構造をみると，アロプリノールと他の阻害薬，フェブキソスタットおよびトピロキソスタットとは明らかに異なる．アロプリノールのみキサンチン類似構造を有しているが，他の2種の阻害薬はキサンチンとは異なる構造を有している．反応機構的にみると，アロプリノールとトピロキソスタットは，不可逆的な酵素阻害を示し，自殺基質である．すなわち，これら2つの阻害薬は，まず，酵素の基質結合部位に結合し，続いて，酵素の触媒作用を受けて酵素と共有結合することで不可逆的に酵素を阻害する．これに対して，フェブキソスタットは，酵素とは共有結合ではなく非共有結合で取り込まれているため，可逆的阻害薬である．

---

(13) Basic：カゼ薬を成分ごとにまとめてみよう．

Answer

　風邪とは，多くの場合ウイルス，時に細菌が喉や鼻の粘膜に感染・増殖し炎症を起こしたことにより，下記の様々な症状を生じるものである．原因となるウイルスや細菌の種類，さらに感染部位等により，生じる症状は様々なため，その時の風邪症状に合った薬を選ぶことが大切である．複数の成分が含有されている「総合感冒薬」は使い勝手がよさそうだが，症状にあった有効成分が含まれていなかったり，症状に当てはまらず服用する必要がない，つまり有益な効果は得られず副作用の危険性だけが残る成分を服用することとならないよう，漫然と選ぶの

第3章　身近な事例から生体と薬，生活について考える　**95**

ではなく，その時の患者の症状にあったものを選ぶことが大切である．主な風邪の症状と対応する薬として，次のようなものがある．

解熱鎮痛：イブプロフェン，アセトアミノフェン

鼻水，くしゃみ：抗ヒスタミン薬（クロルフェニラミン），抗コリン薬（ベラドンナ総アルカロイド）

鼻づまり：プソイドエフェドリン

咳：コデイン，ジヒドロコデイン

痰：ブロムヘキシン，アンブロキソール

3-1-3　カフェイン，漢方薬（葛根湯），そして血圧

🔶 Case I-iii 🔶

指導薬剤師：これまで大きな病気や，普段飲んでいる薬はありますか？

患者：普段は元気，まだまだ働き盛りの50歳や．痛風に効くアロプリノールっていう薬飲んでいるだけ．今日はカゼ薬のせいか，眠くてコーヒー3杯飲んだけど，効いてないからもっとカフェインいっぱいのもの買いにきたんや．

指導薬剤師：カゼ薬ってどんなものか，わかります？

患者：大丈夫，風邪のひき始めにいつも妻が使ってる体に優しい**漢方**や．

指導薬剤師：**葛根湯**というのですかね？

患者：それ！さらに熱さましと鼻にも効くって書いてある優れものやで．

指導薬剤師：すいませんが，そのカゼ薬でしたら，今はカフェインを摂りすぎないよう注意した方がいいですね．

患者：そうなの？

指導薬剤師：**葛根湯**と**カフェイン**とで心臓がドキドキすることがあるのですが，今は大丈夫ですか？**血圧**もみてみましょう．上が175 mmHg，下が93 mmHgですので，高いですね．

　患者さんが今飲んでいる薬について薬剤師が指摘しています．なぜだかわかりますか？以下の質問に答えて知識を深めましょう．

（1）　Basic：漢方薬について調べて説明してみよう．

Answer

　漢方医学とは，古来に中国から伝わり，日本において発展してきた日本伝統医学である．

　漢方薬という言葉は，漢方医学で用いる薬剤全体を表現し，漢方処方は処方自体1つの有効成分として独立したものである（漢方処方製剤）．そして，漢方薬は，使用する人の体質や症状，その他の状態を総合的に判断し証に適した処方を既成の処方の中から選択する．つまり，

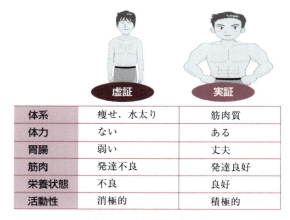

図 3-18　実証と虚証

図 3-18 に示すような実証と虚証の患者では，同じ症状を示す病気を患っていたとしても，処方される漢方薬は異なってくる可能性がある．

(2) Basic：葛根湯は風邪の時の特にどのような時に使用するのか，調べてみよう．

[Answer]

　葛根湯は，風邪のひき始めのゾクゾクした寒気，頭痛や首筋からの痛みといった風邪の初期症状の際に服用する．つまり，葛根湯は体温を上げてウイルスを殺すなどして風邪の初期症状

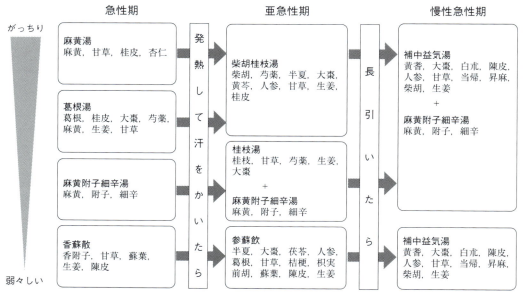

図 3-19　葛根湯の使用方法

第3章　身近な事例から生体と薬，生活について考える　**97**

（急性期）に作用する．しかしながら，すでに初期症状が過ぎて発熱，発汗がみられる場合（亜急性期，慢性急性期）に対して，葛根湯は効果を発揮することができずに他の漢方薬を使用することになる．

また，使用する患者の体系は標準からがっしりとした実証であり，弱々しい虚証の場合は異なる漢方処方製剤が使用される．

（3）　Basic：葛根湯に含まれる生薬成分について調べてみよう．

Answer

葛根湯には以下のものが含まれる．

葛根，桂皮，大棗，芍薬，麻黄，生姜，甘草

（4）　Advance：葛根湯を服用している時にカフェインを摂りすぎないように注意が必要なのはなぜ？葛根湯に含まれる生薬成分の薬理作用を説明しながら，何が問題になるのか考えてみよう．

Answer

葛根湯に含まれる麻黄の主成分はエフェドリンであり，これは交感神経興奮作用による血圧上昇や気管支平滑筋拡張作用などを示す．患者が，葛根湯を服用している場合，血圧の上昇などが認められる可能性があるため，そこにカフェインを服用するとエフェドリンの作用に加えてカフェインの心臓への興奮作用が加わるため，注意が必要である．

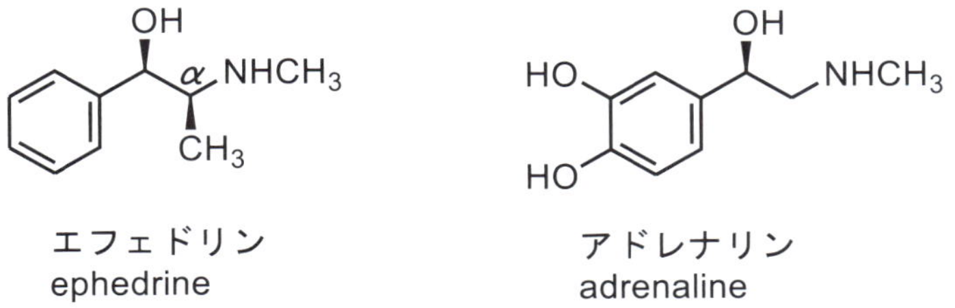

エフェドリン
ephedrine

アドレナリン
adrenaline

図 3-20　エフェドリンとアドレナリンの構造比較

アドレナリンは，交感神経興奮時に放出され様々な臓器に作用する．例えば，血管には α_1 受容体があり，これに作用すると血管収縮，さらには心臓の β_1 受容体に作用すると心臓機能の亢進作用が認められる．このような作用の結果として，血圧の上昇が認められることとなる．さらに，肺には β_2 受容体があり，アドレナリンが β_2 受容体に作用することで気管支を拡張する．エフェドリンは，図 3-20 に示すようにアドレナリンと似た構造式を示すため，同じような交感神経興奮作用を示すが，そのメカニズムの詳細はアドレナリンとは異なっている．

エフェドリンは，アドレナリンのようなカテコール構造を持たないため，COMT により分解されず，さらに α 位にメチル基が導入されているため MAO により分解されにくい．そのため作用持続性がある．また，カテコール構造を持たないことから，分子全体の極性が低くなるので血液脳関門を通過し中枢興奮作用を示す．一方，薬理作用において，エフェドリンはノルアドレナリンの遊離を促進することにより間接的に $α_1$ を刺激し血管収縮作用を示す．また，$β_2$ に対してエフェドリンは直接的に刺激して気管支拡張作用を示す（喘息に使用）．さらに，エフェドリンを短期間に反復投与するとノルアドレナリンの枯渇が起こることでタキフィラキシー（薬の反復投与により急速に効果が失われること）が起こり，ノルアドレナリンが遊離されなくなると $α_1$ 作用がなくなり，$β_2$ 作用のみが残る．

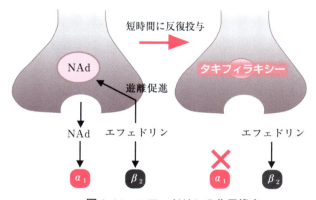

図 3-21　エフェドリンの作用機序

(5) Basic：高血圧の判断はどのようにされるのでしょう？

Answer

血液が血管の中を流れている時，血管壁に圧がかかっている．これを血圧という．血管が固くなれば血圧が高くなり，高血圧が持続すれば血管に負荷をかけ続けることとなるため脳血管障害，腎障害などになる可能性が高くなる．血圧は心拍出量と末梢血管抵抗の積で表される．この患者は，収縮期血圧（最高血圧）が 175 mmHg で拡張期血圧（最低血圧）93 mmHg である．高血圧の判定は，最高血圧 140 mmHg 以上，最低血圧 90 mmHg 以上である．このことから，薬剤師はこの患者の血圧は高めであると判断した．

(6) Basic：血圧（最高血圧，最低血圧）はどのようにして測定されているのでしょう？

Answer

収縮期血圧とは，心臓が収縮して血液を送り出した時の血圧であり，その後収縮した心臓が拡張して血液を心臓内にため込んでいる状態を拡張期血圧という．血圧を手動で測る時はマンシェットを使用する．図3-22のようにマンシェットを腕に巻き，圧力をかけていく（この時，聴診器で血液の流れ（ドク，ドクという音）を聞く）．マンシェットを巻いて圧をかけていくと血液が流れずに音が聴診器から聞こえなくなる．その後，圧を抜いていくと音が聞こえ始める時があり，この時を最高収縮期（最高血圧）という．さらに，マンシェットの圧を徐々に抜いて，聴診器から音が聞こえなくなる時を拡張期血圧（最低血圧）という．

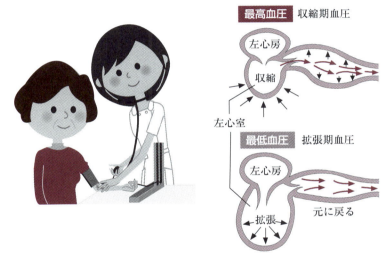

図3-22 血圧の測定方法

(7) Basic：血圧はどのようにコントロールされているのでしょうか（生理学的に説明してみよう）？また，日常生活でどのような時に血圧は上昇するのでしょう？

Answer

血圧のコントロールは自律神経系が関与している．走っている時は交感神経が興奮して，心臓は強く早く動いて血液を全身に早く送ろうとする．つまりアドレナリン作動性神経から遊離されたノルアドレナリンは心臓におけるβ_1受容体に作用して心臓を興奮させている．さらに，ノルアドレナリンは，血管のα_1に作用して血管を収縮させる．これらのことより，血圧の上昇作用が引き起こされる．また，リラックスしている時は副交感神経が優位となってコリン作

動性神経から遊離されたアセチルコリンが心臓の M_2 受容体を刺激することで心臓の動きを静めている．このように，心臓の動きは自律神経の二重支配を受けて，血圧をコントロールしている（第2章 p. 26，27 参照）．

心筋の収縮と弛緩

心筋には様々なイオンチャネルやポンプが存在する．洞房結節から興奮が発生し，心筋細胞にこの興奮が到達すると，Na^+ の流入による心筋細胞の活動電位の発生（脱分極）が起こる．それに引き続いて，Ca^{2+} の細胞内への流入が始まり（1），流入した Ca^{2+} が筋小胞体からの Ca^{2+} を放出（Ca^{2+} 誘発性 Ca^{2+} 遊離：少量の Ca^{2+} により多量の Ca^{2+} を放出させる）し（2），細胞内の増加した Ca^{2+} はトロポニン C（アクチンフィラメント上）と結合し（3），その結果収縮する（アクチンフィラメントとミオシンフィラメントの滑り込み）（4）．その後，Ca^{2+} ポンプによる筋小胞体への Ca^{2+} の取り込みと細胞膜 Na^+-Ca^{2+} 交換機構による Ca^{2+} の細胞外への移動により細胞内 Ca^{2+} 濃度が減少し（5）心筋が弛緩する（6）．また，Na^+ の流入（Na^+-Ca^{2+} 交換機構）は，Na^+，K^+-ATPase により放出される（7）．

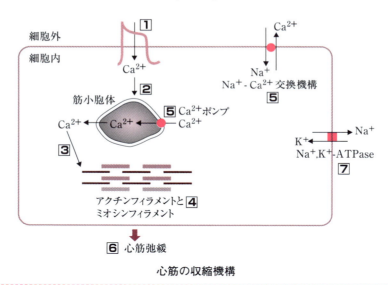

心筋の収縮機構

第3章　身近な事例から生体と薬，生活について考える　　**101**

● 3-1-4　高血圧と治療薬

◤ Case I-iv ◢

指導薬剤師：葛根湯とカフェインとで心臓がドキドキすることがあるのですが，今は大丈夫
　　ですか？血圧もみてみましょう．・・・上が 175 mmHg，下が 93 mmHg ですので，
　　高いですね．

患者：大丈夫！10 年前から検診で言われてるけど，いつもそれくらいの血圧だよ．痛風は
　　痛くてたまらないから薬飲んでるけど，血圧は高くてもなんともない，むしろ血圧上が
　　るくらいカッカッと元気にしてるってことでしょう．

指導薬剤師：長いこと**高血圧**を放っておいて，自分でわかるほど症状が出た時は，もう心臓
　　の働きが落ちていたりするので，ぜひ近々病院に行きましょう．よくわからないまま，
　　心臓を刺激するような葛根湯とカフェインの組み合わせはおすすめできませんよ．

以下の質問に答えて高血圧に関する知識を深めましょう．

（1）　Basic：なぜ高血圧症になるのでしょう？説明してみよう.

Answer

　血圧は心臓の働きの影響を受けるため，走ると上がり，休憩をとると普段の血圧に戻る．こ
のような一過性の血圧上昇は，誰にでも起こることであり概して問題はない．しかし，血圧が
持続的に高いことは問題である．心臓が過剰に働く状態が続くと，血圧が高い状態が続くが，
当然，心臓に負担がかかっておりよい状態でない．また，高血圧の原因の 1 つに塩分（NaCl）
の摂りすぎがある．ナトリウムイオンは，生体内で主に細胞外に存在し，血漿の浸透圧を調整
する役割を担っている．したがって，食塩を摂取すると血漿中のナトリウム濃度が高くなるが，
脳がそれを感知すると飲水を促し，血液に水分が補給され，ナトリウム濃度が元に戻る．ただ
し，血管には，水分量が増した分，圧力がかかることになり，高血圧となる．生体内のナトリ
ウムイオンや水分は，尿として排泄されるため，適度に塩分を摂るとよいが，継続的な塩分の
摂りすぎには注意が必要である．そのほかにも，神経，ホルモンなど，様々な要因で血圧は変
動している．

（2）　Basic：高血圧になるとなぜよくないのでしょうか？

Answer

　高血圧症では，持続的に血圧が高く，常に血管壁に圧力が高くかかっている状態であり，長
期間放置すると，血管が硬く厚いものとなる．これを高血圧症による『動脈硬化』といい，脳

梗塞や心筋梗塞などの重篤な疾患につながっていく．また，血管が硬く弾性がなくなると，より圧力をかけないと血圧が血管側へ受け入れられなくなる．したがって，心臓はより強いポンプとして働き，その結果，筋肉が肥大していく．心肥大では心臓の内側に向かって心筋が肥大していくので，送り出す血液量が減少し，血液の循環が悪いうっ血性心不全という病態が生じる．このような病態になって，「胸が苦しい」，「胸がドキドキする」などの症状が出るのが一般的であり，高血圧症初期には自覚症状が表れないため，症状がないからといって放っておいてはいけない．こうした合併症への進展を防ぐために，慢性的な高血圧は，食事や運動療法，医薬品の使用により，継続的に正常化することが大切である．

（3）Advance：高血圧症患者において重要といわれている生活習慣改善は，どうして必要なのでしょうか？

Answer

　心血管病の発症，進行を予防するためには，血圧のコントロールのほか，運動や肥満，喫煙，飲酒といったことも関与している．また，高血圧症と併発していることが多い糖尿病や脂質異常症，高尿酸血症といった病態でも，運動や食事などの生活習慣の改善が重要である．

（4）Advance：高血圧にどんな薬が使われるか調べよう！

Answer

　高血圧を治療するには，心拍出量を低下させるか，末梢血管抵抗を低下させるか，またはその両方を低下させるかによる（降圧作用）．

① Ca^{2+}チャネル遮断薬

　ニフェジピン，アムロジピン，ニトレンジピン，ニカルジピン，フェロジピン，シルニジピン，マニジピン

　血管平滑筋には膜依存性L型Ca^{2+}チャネルがあり，そこをこれらの薬が遮断するとCa^{2+}の細胞内流入が抑制されて血管拡張による血圧低下がみられる．

　ニフェジピンは，ジヒドロピリジン系薬で速効性があるため，急激な血圧低下がみられる．この際，反射的に交感神経活動が高まることで血圧が上昇するため，降圧効果が十分に現れない可能性がある．そこで，徐放性のニフェジピンを使用したり，作用持続性のあるアムロジピンなどを使用することが高血圧治療に適している．

　また，ジルチアゼムは血管平滑筋と心筋の膜電位依存性L型Ca^{2+}チャネルを遮断することが知られている．この作用により，末梢血管抵抗と心拍出量の低下がみられ，降圧作用が現れる．

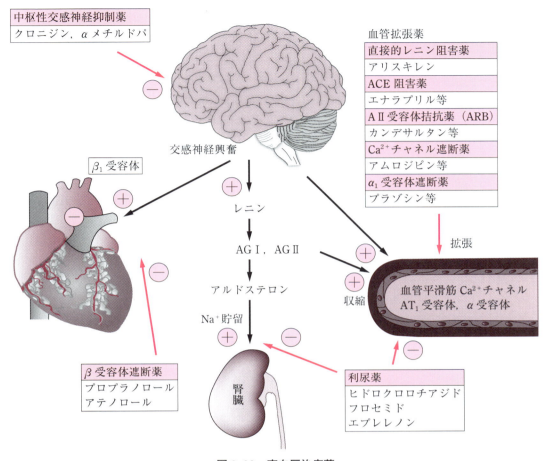

図 3-23　高血圧治療薬
（髙久史麿，矢﨑義雄監修，越前宏俊（2018）治療薬マニュアル 2018，p.37，医学書院）

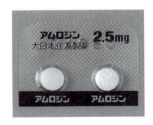

アムロジピン
（アムロジン®錠 2.5 mg，大日本住友製薬）

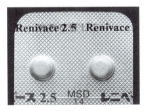

エナラプリル
（レニベース®錠 2.5，MSD）

② レニン-アンギオテンシン系抑制薬

ACE 阻害薬

　　カプトプリル，リシノプリル，アラセプリル，エナラプリル，テモカプリル，イミダプリル，キナプリル，シラザプリル，トラントラプリル

これらの薬は，アンギオテンシン変換酵素（ACE）を阻害し，アンギオテンシンⅡ生成抑制（血管拡張による末梢血管抵抗の減少）とアルドステロン分泌抑制（体液量減少）を引き起こす結果，血圧の下降がみられる．また，キニナーゼⅡ阻害によるブラジキニン分解抑制作用も降圧に関与している（ブラジキニンの分解抑制により，NOとプロスタグランジン（PG）I_2の産生が促進され，血管拡張による末梢血管抵抗が減少する）．

③ AT_1 受容体遮断薬

ロサルタン，バルサルタン，テルミサルタン，イルベサルタン，アジルサルタン，カンデサルタン シレキセチル，オルメサルタン メドキソミル

これらの薬は，血管に発現しているアンギオテンシンⅡの受容体であるAT_1受容体遮断薬である．AT_1受容体の作用を遮断することでアンギオテンシンⅡの血管収縮作用が抑制され，末梢血管抵抗が減少し，血圧低下作用が認められる．また，AT_1受容体を遮断することで，副腎からのアルドステロン分泌が抑制され，体液量の減少が現れることで，心臓の負荷が減少し血圧が降下する．

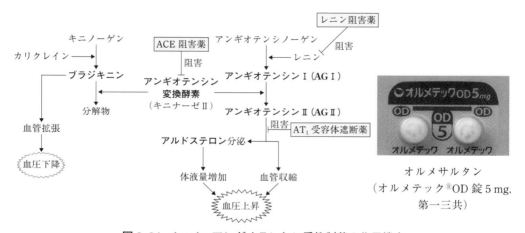

図3-24 レニン-アンギオテンシン系抑制薬の作用機序

④ レニン阻害薬

アリスキレン

この薬は，レニンを直接阻害して，レニン-アンギオテンシン系を抑制することで降圧作用を引き起こす．レニン阻害薬がACE阻害薬とAT_1受容体遮断薬に比較して優れている点は，血圧の上昇に関与するアンギオテンシンⅠおよびアンギオテンシンⅡ濃度を低下し，降圧効果の持続性がみられることである．つまり，ACE阻害薬とAT_1受容体遮断薬による降圧作用では，血圧が下がることで，ネガティブフィードバック機構が抑制されレニン分泌が増加する．これにより，血中におけるレニンとアンギオテンシンⅠ濃度が増加する．さらに，AT_1受容体遮断薬では，レニンとアンギオテンシンⅠに加えて，アンギオテンシンⅡ濃度も増加することで，降圧作用の効果が弱まる可能性がある．

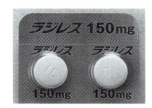

アリスキレン
(ラジレス®錠 150 mg, オーファンパシフィック)

⑤ 交感神経抑制薬

α_1 受容体遮断薬

プラゾシン

血管の α_1 受容体を選択的に阻害することで血管拡張作用を示し,血圧を下げる.

⑥ β 受容体遮断薬

プロプラノロール

β_1 受容体を遮断することで心機能が抑制され,血圧下降が認められる.また,腎傍糸球体細胞からのレニンの分泌を抑制する.

⑦ 利尿薬

フロセミド(ループ利尿薬),ヒドロクロロチアジド,スピロノラクトン

利尿薬は腎尿細管における水の再吸収を抑制し(利尿作用),循環血流量を抑制することで血圧を下降させる.降圧利尿薬としてはチアジド系が第一選択薬である.

3-1-5 アスピリン,COX,痛風から治療と生活について考える

Case I-v

指導薬剤師:あと,熱さましも確認しておいてください.「**アスピリン**」と書いてあるのは,**痛風**を起こす可能性があるので使わない方がいいですよ.

患者:え,なんかそれの気がする.プリン体を避けた方がいいのは知っていて,カゼ薬の名前が「プリン」に似ているけど違うなと思ってたんよ.

指導薬剤師:ちゃんとチェックされていたのですね.実は,熱さましの中でもアスピリンは尿酸値を上げるので,別のものをおすすめします.

患者:気軽に使ってたら,全然よくないやん.**セルフメディケーション**って言うから,ガソリンスタンドのように『セルフ』でやってみたのに.

指導薬剤師:全部自分でするのがセルフメディケーションではありませんので,これから薬のことはなんでも薬剤師に相談してください.

薬剤師が別のカゼ薬の使用についてもアドバイスしています.薬局での会話の続きを確認してみましょう.痛風患者である患者さんに,風邪の時に服用する可能性のある薬(アスピリン)について薬剤師が指摘しています.なぜだかわかりますか?以下の質問に答えて知識を深めましょう.

(1) Basic：アスピリンの歴史について調べてみよう．

Answer

　ステロイド性抗炎症薬以外で，抗炎症作用を示す薬物群を一般的に非ステロイド性抗炎症薬（non-steroidal anti-inflammatory drugs：NSAIDs）といい，シクロオキシゲナーゼ（COX）阻害により，抗炎症作用と解熱鎮痛作用を示す．NSAIDs の開発では 1827 年に柳の樹皮から単離されたサリシンの熱分解によりサリチル酸が初めて合成され，その後重篤な副作用である胃腸障害を軽減するためにサリチル酸の官能基変換が行われた．その結果，1899 年にバイエル社でアセチルサリチル酸（アスピリン）が見出された．

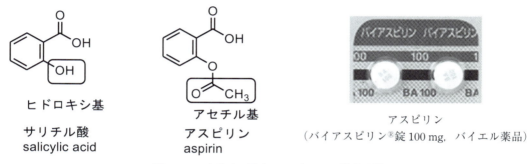

図 3-25　サリチル酸とアスピリンの構造比較

(2) Advance：アスピリンの薬理作用について調べてみよう．

Answer

　COX には正常細胞に恒常的に発現している COX-1 および炎症時に誘導される COX-2 の 2 つの型が存在する．約 60％のアミノ酸配列の相同性を持つ COX-1 および COX-2 の活性部位は非常によく似ている．図 3-26 でアスピリンと COX の相互作用を模式的に示すように，アスピリンは COX-1 および COX-2 のいずれとも Ser のヒドロキシ基をアセチル化し，この結果かさ高いアセチル基がアラキドン酸の COX の活性部への侵入を防いでいると考えられる．つまり，アスピリンは COX 活性化を不可逆的に阻害するため，アスピリンの効果の持続時間は組織での COX の代謝回転速度に関係している．また，このアスピリンの不可逆的な反応は，他の NSAIDs とは異なり特徴的である．

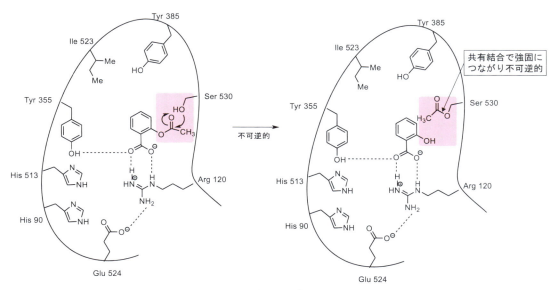

図 3-26 COX-1 とアスピリンとの相互作用

(3) Advance：様々な痛みに用いられるアスピリンですが，「おなかが痛い」と訴える患者には向いていません．COX 阻害作用による消化管への影響について調べてみよう．

Answer

アスピリンは，上記のように COX-1 および COX-2 を阻害する．つまり，図 3-27 に示すようにアスピリンは炎症時にかかわる COX-2 のみを阻害するだけでなく，恒常的に発現している COX-1 を阻害する．この結果，消化器において胃酸分泌抑制，粘液分泌促進および血流増大にかかわる PGE_2，PGI_2 が抑制されてしまうことから胃腸障害といった副作用が認められることとなる．

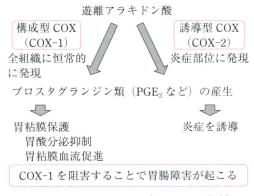

図 3-27 COX-1 および COX-2 の役割

(4) Advance：アスピリンの副作用である胃腸障害が少ない NSAIDs を知るために，まず，アスピリン以外の NSAIDs を調べてみよう．また，それらの共通の官能基をみてみよう．

Answer

図 3-28 に示した NSAIDs 類の構造の特徴は，アリール基（芳香環）が存在し，これに直接，あるいは 1，2 個の炭素を隔ててカルボキシ基が結合している．したがって，これらの NSAIDs は，酸性を示す．

サリチル酸誘導体

アントラニル酸誘導体

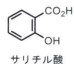

アリール酢酸誘導体

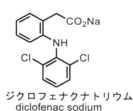

アリールプロピオン酸誘導体

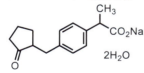

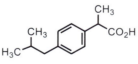

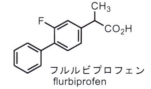

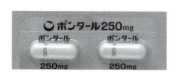

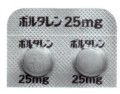

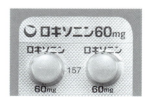

メフェナム酸
（ポンタール®カプセル 250 mg，第一三共）

ジクロフェナク
（ボルタレン®錠 25 mg，ノバルティス ファーマ）

ロキソプロフェン
（ロキソニン®錠 60 mg，第一三共）

図 3-28 抗炎症治療薬（NSAIDs）(1)

図3-29の化合物類はカルボキシ基を有していないが，NSAIDsである．カルボキシ基のかわりにピロキシカムは，β-ジケトン，セレコキシブはスルホンアミド構造を持っているので，いずれも弱酸性を示す．

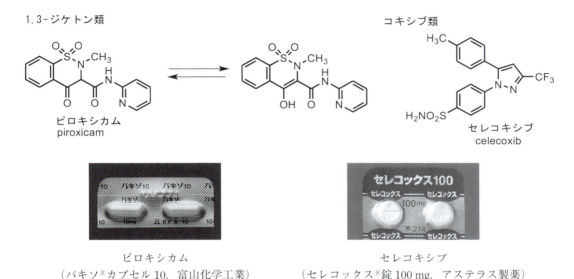

図3-29 抗炎症治療薬（NSAIDs）（2）

(5) Advance：図3-28，図3-29の中で胃腸障害の少ないCOX-2選択的阻害薬はどれでしょうか．さらに，選択した薬はなぜ，COX-1には作用しないでCOX-2に選択的に作用するのでしょうか．

Answer

一般的に，セレコキシブ，エトドラク，メロキシカムは，COX-2選択的阻害薬といわれており，セレコキシブは約10倍COX-2に選択性がある．これに対してアスピリンは4倍近くCOX-1の方に選択性がある．

どのようにして選択性が現れるのかは，COXのポケットの広さが重要になる．一般にCOX-2の活性部位は，COX-1よりもポケットが広いといわれている．図3-28，図3-29より構造の大きさを比較すると，セレコキシブはアスピリンよりかさ高いことがわかる．このことから，セレコキシブはポケットの広いCOX-2には作用できるが，ポケットの狭いCOX-1には作用できない．これに対して，アスピリンは小さいため，どちらのCOXのポケットにも作用できることとなる．このようにして，COXに対する選択性が現れてくる．

NSAIDsの共通した副作用としては，消化管障害，腎肝障害，アスピリン喘息（COXの阻害により，リポキシゲナーゼ活性が強くなり，ロイコトリエン（喘息発症に関与）の産生が強くなるため）などがある．また，アスピリンは出血傾向を示すことから，鎮痛抑制目的よりも

低用量（100 mg）で血栓形成予防として臨床で使われている．

表 3-1　COX-2 選択的阻害薬

アスピリン：	COX-1 および COX-2 の両方を阻害． 炎症を抑えるが，胃腸障害が認められる．
セレコキシブ：	COX-2 を選択的に阻害． 炎症のみを抑え，胃腸障害の発現は少ない．

COX-2 選択的阻害薬はかさ高いため，基質結合部位の狭い COX-1 には結合しにくい．

(6) Advance：アスピリンは出血傾向を示しますが，なぜか調べてみよう．また，低用量アスピリンを使用した場合，鎮痛目的の場合と比較して長時間血栓を予防できるのはなぜかについても考えてみよう．

Answer

血栓は，血小板から産生されるトロンボキサン A_2（TXA_2）により血小板が活性化されることにより形成される．逆に，血管内皮細胞から産生される PGI_2 は，この血小板活性を抑制している．アスピリンは，血小板の COX を阻害して TXA_2 の生成を抑制し，血小板凝集抑制作用を示す（血がサラサラになる）．この際，血小板には核がなく，アスピリンにより阻害された COX 以外に再度血小板の中で COX が作られることはないため，TXA_2 の産生は強く抑制される．一方，血管内皮細胞における PGI_2 産生もアスピリンは抑制するため，血小板の活性化を誘導して，アスピリンによる血液サラサラ作用（TXA_2 産生抑制作用）を弱める．しかしながら，内皮細胞は血小板と異なり核があるためアスピリンに COX が阻害されても COX が再度作られる．このことから，PGI_2 産生を抑制しないようにアスピリンの用量を少なくする（低用量）と血液サラサラ作用が強く現れる．逆に，再度作られる COX までも強く抑制する

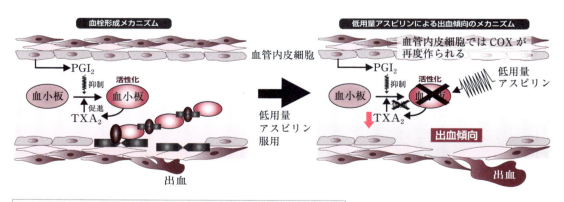

図 3-30　アスピリンによる出血傾向のメカニズム

第3章　身近な事例から生体と薬，生活について考える　**111**

用量（高用量）を使うと血液サラサラ作用は弱くなる．そのため臨床では，PGI_2 の産生抑制が強くならない低用量（鎮痛目的で使用する約 1/10 量）のアスピリンが血栓予防として使用される（鎮痛目的で使用するアスピリン量では TXA_2 のみならず PGI_2 も阻害するため，血液サラサラ作用が弱くなる）．

（7）Advance：痛風発作と血清尿酸値の関連について調べてみよう．

[Answer]

　日本痛風・核酸代謝学会は，高尿酸血症・痛風の治療ガイドライン第2版を編集している．血清尿酸値が 7.0 mg/dL を超えると，高くなるに従って痛風関節炎の発症リスクがより高まるとされている．目安ではあるが，無症候性の高尿酸血症への薬物治療導入は，血清尿酸値 8.0 mg/dL 以上とされている．，食事や運動などの生活習慣の改善を図っても痛風関節炎を繰り返す症例等では，血清尿酸値 6.0 mg/dL 以下に維持するのが望ましいとされている．

（8）Advance：高尿酸血症・痛風患者に勧められる食事療法について説明してみよう．

[Answer]

　高尿酸血症・痛風患者には，まず尿酸の原料となるプリン体の含有量が少ない食事が勧められる．ただし，目標を厳格にしすぎると，反動を招くこととなる．高プリン食の嗜好がなぜ悪いのかを理解できるよう説明を繰り返し，食生活改善の自発性を確認しながら，継続化を図ることが大切である．プリン体として1日摂取量が 400 mg を超えないようにするのが実際的とされている．また，高尿酸血症・痛風は高血圧や糖尿病，脂質異常症を併発している患者も

表 3-2　食品のプリン体含有量（100 g あたり）

極めて多い（300 mg〜）	鶏レバー，マイワシ干物，イサキ白子，あんこう肝酒蒸し
多い（200〜300 mg）	豚レバー，牛レバー，カツオ，マイワシ，大正エビ，マアジ干物，サンマ干物
少ない（50〜100 mg）	ウナギ，ワカサギ，豚ロース，豚バラ，牛肩ロース，牛タン，マトン，ボンレスハム，ベーコン，ツミレ，ほうれんそう，カリフラワー
極めて少ない（〜50 mg）	コンビーフ，魚肉ソーセージ，かまぼこ，焼ちくわ，さつま揚げ，カズノコ，スジコ，ウインナーソーセージ，豆腐，牛乳，チーズ，バター，鶏卵，とうもろこし，ジャガイモ，さつまいも，米飯，パン，うどん，そば，果物，キャベツ，トマト，にんじん，大根，白菜，海藻類

（日本痛風・核酸代謝学会ガイドライン改訂委員会編集（2010）高尿酸血症・痛風の治療ガイドライン第2版，メディカルレビュー社）

多い代表的な生活習慣病である．プリン体含有量ばかりに着目せず食事療法を行い，さらに運動療法も行い，生活習慣の広範な是正が薬物療法の有無にかかわらず重要である．

　前述のプリン体含有量に加え，もう1点，食事療法で着目するべきポイントがある．それは，尿中の尿酸への影響である．体内の尿酸は主に尿から体外に排泄され，尿中で尿酸が高濃度になると結晶化し，尿路に結石を生じやすくなる．尿路結石は，尿路を傷つけて血尿や痛みを生じ，さらには尿路を詰まらせる可能性もある．尿路結石やその予防に，飲水量を増やすことによる尿量増加や，海草，きのこや野菜などのアルカリ性食品の摂取がよいとされている．

（9） **Advance：アルカリ性食品は，尿路結石に対して本当によいのだろうか．尿のpHをアルカリ側に傾けるアルカリ性食品の性質をふまえて，化学的に有用性を説明してみよう**

Answer

　尿酸結石が析出するには，尿中の尿酸濃度のみではなく，尿のpHも関係する．通常，尿のpHはやや酸性であるが，食事内容によってさらに酸性に傾いたり，アルカリ側に向かうこともある．

　尿酸はイミド構造を持っているため弱酸性を示す．これについてはどのように考えたらよいのだろうか．尿酸のNHのHが脱プロトン化すると仮定するとイオンAとなる．これは，イオンA-1，A-2のように共鳴しているため，安定である．このように安定なイオンが生成するため，NHのHはプロトンとして外れやすい．したがって，尿を塩基性にすると尿酸は水に溶けやすくなる．

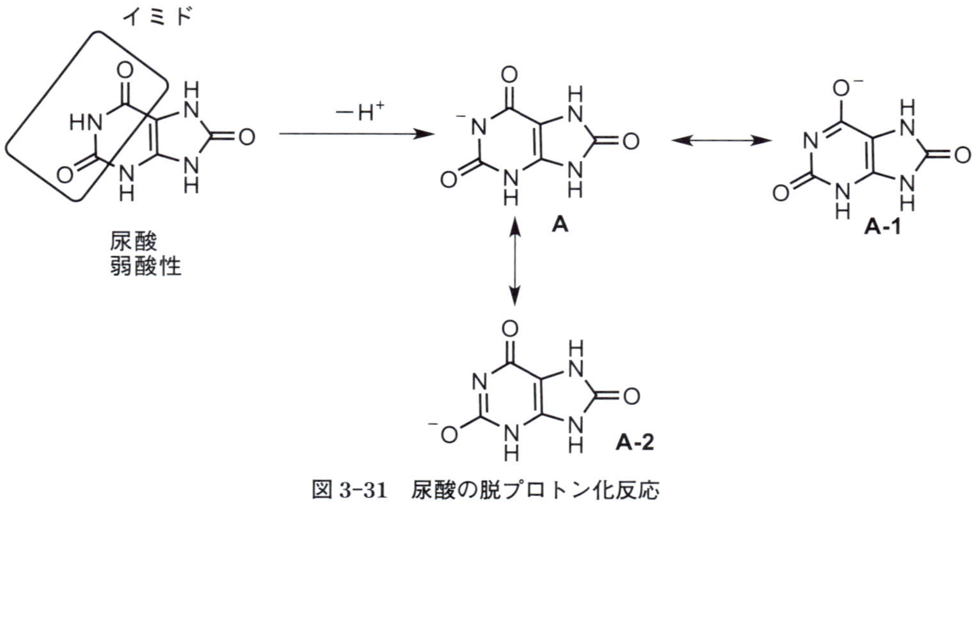

図3-31　尿酸の脱プロトン化反応

第3章 身近な事例から生体と薬, 生活について考える　　113

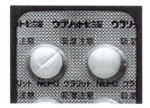

クエン酸カリウム・クエン酸ナトリウム水和物
（ウラリット®配合錠, 日本ケミファ）

図3-32　尿酸とウラリット®の反応

　例えば，ウラリット®（クエン酸カリウム，クエン酸ナトリウム）を併用すると尿が塩基性に傾くので，尿酸が溶けやすくなる．すなわち，尿酸はウラリット®と反応すると，水中で，尿酸とクエン酸塩間で塩の交換が進行し，尿酸の一部が水に溶けやすい尿酸のカリウム塩あるいはナトリウム塩となる．この時，ウラリット®はクエン酸に変化するが，これも水に溶けやすい．したがって，尿を塩基性に傾けると，尿酸はより水に溶けやすくなるため，結晶化しにくくなり，腎臓への尿酸沈着を抑えることができる．

(10) Basic：セルフメディケーションについて説明してみよう！

Answer

　セルフメディケーションについて，世界保健機関（WHO）は「自分自身の健康に責任を持ち，軽度な身体の不調は自分で手当てすること」と定義している．つまり，日ごろから生活習慣のチェックや健康管理を行い，できるだけ体調をコントロールするとともに，風邪や頭痛などの軽度な体調不良時には，すぐに病院へ駆け込むのではなく，大衆薬などを適切に用いなが

ら手当てをすることを指し示している．ここで大切なのは，不十分な知識による自己管理では，悪い結果を招くことにもなりかねないことである．なんでも自己判断で対応するのが「セルフメディケーション」ではなく，薬剤師に相談しながら状況に応じ的確に薬を正しく使用できるようにすることが大切である．

● 3-1-6　もう一度，カフェインとアロプリノール

◤ Case I-vi ◢

指導薬剤師：では，今日はまだカゼ薬を飲んで間がないですし，実は**アロプリノールもカフェイン**の効果を上げてしまうかもしれないので，カフェインを急に大量に摂ることは今後もやめておきましょう．風邪で眠気もあるなら，一番いいのは寝てもらうことなのですが，どうしても必要ならカフェイン以外の方法でいきましょう．こちらの商品に入っている「ショウガ」のような香辛料や炭酸水の刺激を使ってみてはどうでしょう．鼻の症状があるなら，ミントの飴やガムもいいと思います．

患者：いろいろ助かったよ．今日はこのミントのガムを買っていくね．ありがとう．

指導薬剤師：ほら，カフェインだからって侮ったらだめだったでしょ．

実習生：そうですね．普段から摂っていそうなものでも，場合によっては危ないんですね．でもアロプリノールの添付文書に，カフェインとの相互作用は載っていないですよね．カゼ薬を使っていない時は，カフェイン飲料に頼っても大丈夫ですかね？

指導薬剤師：もう少し調べてみよう．

（1）　Advance：カフェインとアロプリノールの構造式の類似性をみてみよう．

Answer

　図 3-33 に示したように，カフェインとキサンチンはいずれもキサンチン骨格を有しており，違いは，窒素原子上の置換基の有無である．キサンチンは弱酸性を示すイミドの NH および塩基性を示すイミン窒素を有しているため，希塩酸にも水酸化ナトリウム水溶液にも可溶である，すなわち，両性物質である．

　これに対して，カフェインの方は，弱酸性を示すイミドの NH がないため，化合物全体では

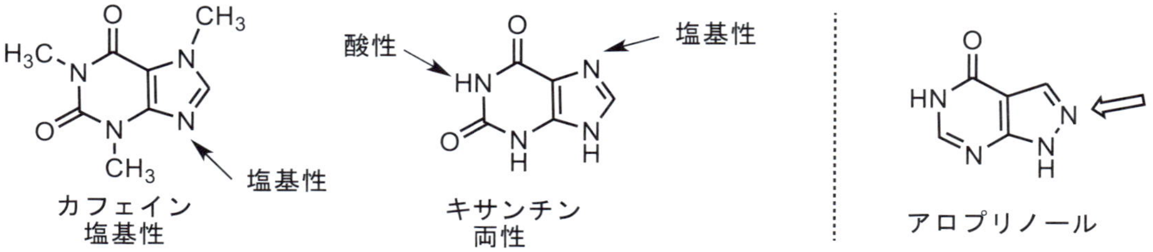

図 3-33　カフェイン，キサンチン，アロプリノールの構造比較

第3章　身近な事例から生体と薬，生活について考える　　**115**

塩基性化合物である．

　アロプリノールは，矢印で示した窒素原子の位置がキサンチンとは異なるため，キサンチンの一種ではないが，キサンチンと類似の化合物といえる．

(2)　**Advance：カフェインに対するアロプリノールの影響を考察し，さらに調べてみよう．**

[Answer]

　カフェインとキサンチンの構造は非常に類似しており，アロプリノールはキサンチン酸化還元酵素阻害作用を有する．したがって，その点から，カフェインの代謝は，アロプリノールによって阻害され，血中濃度上昇が予想される．しかし，実際には，カフェインはキサンチン酸化還元酵素によって代謝されない．したがって，酵素や受容体などのタンパク質名と化学構造だけからでは，影響を予測しえない場合もある．

　カフェインに対するアロプリノールの影響について情報を収集してみると，FDA はカフェインが CYP1A2 の基質であること，アロプリノールが弱いながら阻害剤であることをまとめている（資料：Drug Development and Drug Interactions：Table of Substrates, Inhibitors and Inducers）．アロプリノールの CYP1A2 阻害作用が弱いことから，実際にこの患者にカフェイン中毒の症状が出るかわからないが，会話にあるようにできるだけ安全と思われる方法を考えるのが薬剤師の役割である．また，情報収集をするきっかけとして，化学構造から疑問を持つことができるのも，化学を学んだ薬剤師の特徴といえる．

3-2 ● 続いてタバコ…

Case II

患者の娘：うちのおじいちゃん，喘息持ちで昔から薬飲んでいるのに，先生に隠して，時々タバコを吸っているのよね．でも，今度，孫ができることになったから，タバコをやめさせたいの．かわりに，ネットでカフェインが喘息に効くってあったし，前に喫茶店でバイトしていた時を思い出して，コーヒーでもいれてあげようかなって思ってるの．でも，本当にカフェインは喘息にいいんですかね？

実習生：確かに，テオフィリンはキサンチン系に分類される気管支拡張薬で，カフェインも同じキサンチン骨格を持つところから，一見効きそうですね．ネット上ならカフェインは喘息に効くって書いてあるかもしれません．

ただ，カフェインはコーヒーに限らずお茶にも含まれていて飲んでいる人は多いですが，喘息で苦しんでいる人も多く，十分な効果は期待できないようです．でも，タバコのような害はないでしょうし，気軽にコーヒーを楽しみながら病気に対する意識を高めるきっかけ作りもできそうですかね？

指導薬剤師：もう１点，確認ですが，使っているお薬は何かわかります？

患者の娘：確か，テオフィリンという薬よ．１日１回夕食後だけど，「飲み忘れないように」とか，「朝方に咳が出るから」とか言って，朝に飲んだり好きにしてるわ．

指導薬剤師：喘息でしたら，禁煙は絶対にしてほしいのですが，もしテオフィリンというお薬を飲んでいたら，禁煙してすぐに薬が身体の中に残りやすくなるので，病院で診てもらいながらでないと危険なんです．それに，カフェインも多く摂り過ぎると，テオフィリンの効きが強くなりすぎて副作用の危険が高くなるとも言われています．

患者の娘：怖いわね，今度一緒に病院行くわ．

実習生：禁煙って絶対にいいことばかりと思ってた．何が悪いんだろう．

そうか，タバコを吸うと身体にとっての異物を代謝して排除するために役立つ CYP1A2 が増えるんですね．すると CYP1A2 で代謝されるテオフィリンは，すぐに代謝されて身体の外に出ていきやすくなるから，多く飲まないといけなくなる．そんな時に，急に禁煙すると，CYP1A2 が普通の量に減って，以前よりテオフィリンが代謝されにくくなるから，過剰に効くようになるんですね．

指導薬剤師：急にいろいろ言って申し訳ないのですが，ご理解よさそうなので，もう１点お話しさせてください．テオフィリンは確かに長時間効きやすい薬ですが，夕方に飲む方がやっぱりいいですよ．朝方の咳がましになるかもしれません．

実習生：１日１回だけで長時間作用するなら，朝でも夕でもよさそうですが，よくないんですか？

第 3 章　身近な事例から生体と薬，生活について考える　***117***

● 3-2-1　喘息（アレルギー）と薬

◪ Case II-i ◪

患者の娘：うちのおじいちゃん，**喘息**持ちで昔から薬飲んでいるのに，先生に隠して，時々
タバコを吸っているのよね．でも，今度，孫ができることになったから，タバコをやめ
させたいの．かわりに，ネットでカフェインが喘息に効くってあったし，前に喫茶店で
バイトしていた時を思い出して，コーヒーでもいれてあげようかなって思ってるの．で
も，本当にカフェインは喘息にいいんですかね？

実習生：確かに，**テオフィリン**はキサンチン系に分類される気管支拡張薬で，カフェインも
同じキサンチン骨格を持つところから，一見効きそうですね．ネット上ならカフェイン
は喘息に効くって書いてあるかもしれません．

（1）　Advance：アレルギー反応について分類してみよう．

Answer

アレルギー反応の分類

　生体には防御的に作用する免疫機構が備わっている．しかしながら，その機構が生体に不利
に働くようになるとアレルギー反応と呼ばれるようになる．アレルギー反応には，一般に抗体
が関与する体液性免疫であるⅠ～Ⅲ型と，主にT細胞やマクロファージが関与する細胞性免
疫であるⅣ型に分類される．

① 体液性免疫型

・Ⅰ型（即時型）（鼻炎，喘息，アトピー性皮膚炎，蕁麻疹，アナフィラキシー）

　抗原（アレルゲン）の侵入により抗原提示細胞が抗原を取り込み，ヘルパーT細胞（Th2
細胞）に抗原情報を提示する．抗原提示細胞からの情報を受けたTh2細胞がB細胞に情報を
伝えるとB細胞は形質細胞に変換することでIgEを産生し，このIgEは肥満細胞に結合する．
再度の抗原侵入により，肥満細胞膜上で抗原抗体反応が引き起こされる．結果的に，肥満細胞
は活性化してヒスタミンやロイコトリエンなどのケミカルメディエーターを遊離し，これらが
肺，鼻粘膜，皮膚などを攻撃することでアレルギー症状が発症する．

・Ⅱ型（細胞傷害型）（溶血性貧血（自己免疫性），突発性血小板減少性紫斑病）

　生体物質が何らかの原因で抗原（自己抗原）となり，それに対するIgGやIgMが産生され
る．これらの抗体は，自己抗原と結合した後，補体活性化や食作用などを引き起こすことで細
胞・組織傷害を引き起こす．

　また，Ⅱ型アレルギーの亜型とみなされているアレルギーであるⅤ型がある．これは，Ⅱ型
アレルギーと同様の機序で起こると考えられているが，自己抗体，特に抗受容体抗体が臓器機
能の亢進（バセドウ病）や低下（重症筋無力症）に関与している．

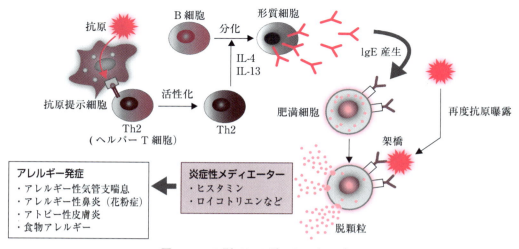

図 3-34　I 型アレルギーのメカニズム

・Ⅲ型（免疫複合体型）（関節リウマチ，全身性エリテマトーデス，糸球体腎炎）
　Ⅲ型は，生体内物質を抗原（自己抗原）として産生された IgG や IgM がその自己抗原と結合して免疫複合体が形成されることから始まる．この免疫複合体は，補体系を活性化し，肥満細胞からのケミカルメディエーター分泌を引き起こすことで血管透過性の亢進などといった炎症が引き起こされる．また，補体自身にも血管透過性亢進作用がある．続いて，免疫複合体が組織や血管内皮細胞に沈着し，遊走してきた好中球が活性酸素やリソソーム酵素などを放出し，組織が破壊される．
② 細胞性免疫型
・Ⅳ型（遅延型）（接触性皮膚炎，ツベルクリン反応，臓器移植時の拒絶反応）
　Ⅳ型アレルギーは，Ⅰ～Ⅲ型とは異なり抗体は関与しない．感作 T リンパ球（T 細胞が抗原を記憶）が，再び侵入した抗原に対して反応し，細胞傷害や肉芽腫形成が生じる（過剰な細胞性免疫）．Ⅳ型アレルギーは，症状発現までの時間が長いのが特徴であり，その理由としては，症状を引き起こすまでの反応過程が多いためであると考えられる（遅延型アレルギー）．

(2) Basic：喘息の症状について説明してみよう．

Answer
　喘息では，発作的な呼吸困難，咳，および気道が細くなり呼吸のたびにヒューヒューといった音が聞こえる喘鳴といった症状を生じる．タバコの煙などによる刺激のほか，ストレスや感染症などが引き金となり，通常は一時的で，軽度であれば自然におさまる．

第3章 身近な事例から生体と薬，生活について考える　119

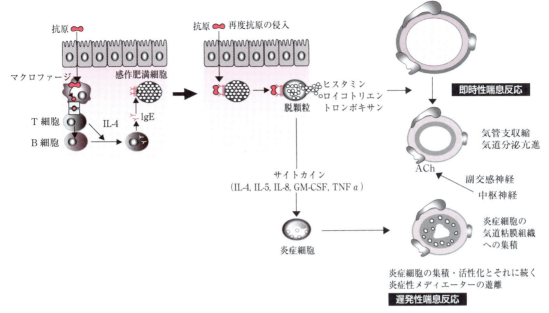

図3-35　アレルギー性気管支喘息の発症メカニズム

(3) Advance：喘息の発症メカニズムを説明してみよう．

Answer

　気管支喘息は，アトピー型であるⅠ型アレルギー反応（IgE依存型）が関与している病態と非アトピー型であるⅠ型アレルギーが関与しない（IgE非依存型）病態に分類される．どちらの疾患にも，慢性の気道炎症，気道過敏性の亢進，気道閉塞が存在している．

　Ⅰ型アレルギー反応が関与するアトピー型では，抗原曝露後に数分～10分で症状が現れる即時型喘息反応が認められる．これは抗原抗体反応による肥満細胞から遊離されたケミカルメディエーター（ヒスタミン，ロイコトリエン，トロンボキサンA_2）が気管支平滑筋を収縮させることにより発症することが主体である．炎症が慢性化（重症化）してくると好酸球などの炎症細胞が炎症局所に誘導される．これらの炎症細胞からサイトカインなどが放出され，組織傷害が起こり炎症が増悪化する．この病態は，抗原曝露から数時間後に呼吸困難を示す遅発性喘息反応となる．つまり，慢性喘息患者では，即時性の喘息反応に加え遅発性の喘息反応が認められる．

(4) Basic：身体へのタバコの影響を考えてみよう．

Answer

　タバコにはニコチンやタール，一酸化炭素をはじめ，様々な有害物質が含まれている．タバ

コに火をつけると先端からも有害物質が出るが，これを副流煙という．タバコを吸う人は，フィルターを介して煙（主流煙）を吸うが，周りの人は副流煙をフィルターを介さず吸っている状況であり，影響が大きいことがわかってきている．副流煙には，主流煙と比べてニコチンが2.8倍，タールが3.4倍，一酸化炭素が4.7倍も含まれるという報告がある．ニコチンは血管を収縮させ血圧を上げる作用があり，心臓に負担をかける．また，一酸化炭素は，酸素よりもヘモグロビンへの結合能が非常に高いため，それによって酸素運搬機能が阻害され，各組織での酸素欠乏を引き起こす．代償的に心臓が激しく働くことから，ニコチンと同じく心臓に負担をかけることとなる．また，長期喫煙者の歯や自宅の壁などが茶色に色づくことがあるが，この着色物がタールである．タールには様々な発がん性物質が含まれることが報告されている．もしこれまでに吸っていたとしても，肺に入り込んだタール等は徐々に排出されるので，あきらめてしまわず禁煙に取り組むことが大切である．

(5) **Advance：テオフィリンを含むキサンチン系薬の薬理作用について説明してみよう．**

Answer

キサンチン骨格を有するカフェインやテオフィリンの作用

　カフェインは，中枢興奮作用，強心作用，利尿作用を示すのに対して，テオフィリンは，強力な気管支拡張作用があり，医薬品として，気管支喘息や慢性気管支炎，慢性閉塞性肺疾患（COPD）などの呼吸器系疾患の治療に用いられる．これらの作用は，ホスホジエステラーゼ阻害によるものである．これは細胞内情報伝達物質であるサイクリックAMPを分解する酵素

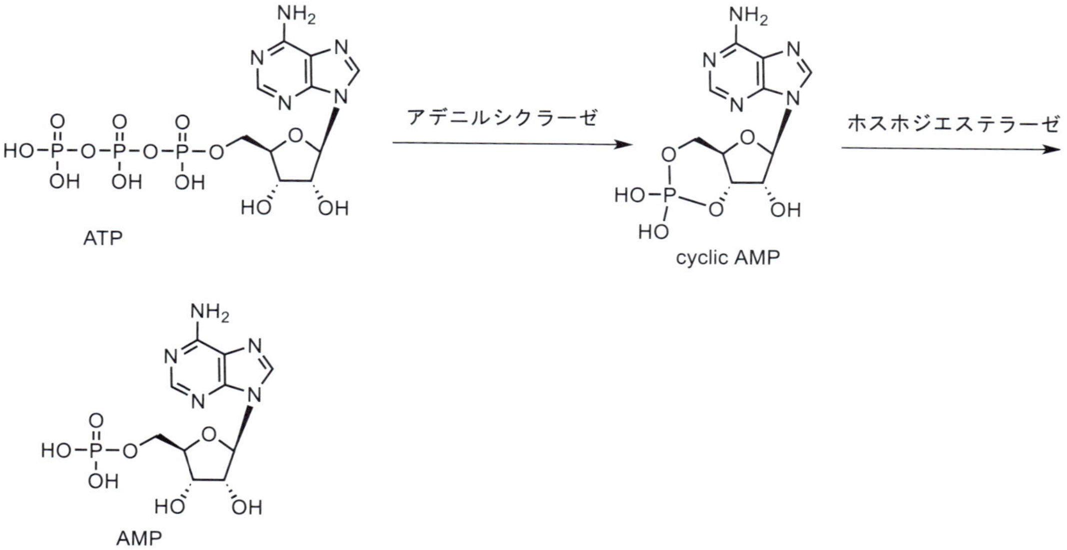

図 3-36　ホスホジエステラーゼの働き

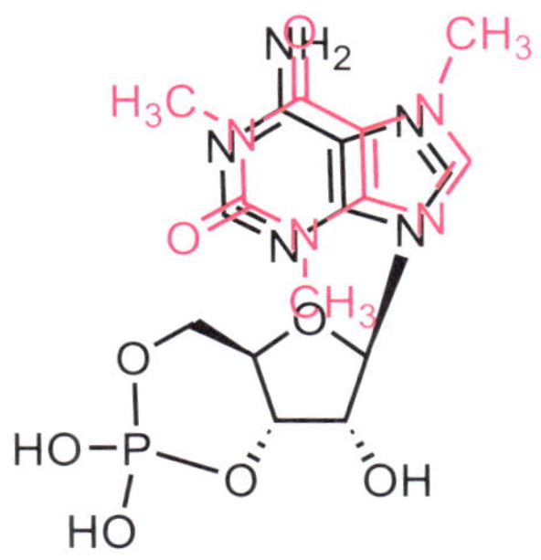

第 3 章　身近な事例から生体と薬，生活について考える　**121**

図 3-37　**cyclic AMP（黒）とカフェイン（ピンク）の重ね合わせ図**

であり，サイクリック AMP の細胞内濃度を調節している．ホスホジエステラーゼ阻害薬は，サイクリック AMP の分解を抑制し，細胞内での濃度を高め，細胞の働きを強める．キサンチン類がホスホジエステラーゼ阻害作用を示すのは，サイクリック AMP のプリン塩基と高い構造類似性があり，その結果，ホスホジエステラーゼがサイクリック AMP のかわりにキサンチン類を取り込むことにより，サイクリック AMP が分解されることを阻害していると考えられる．ホスホジエステラーゼは，脳，心筋，血管平滑筋などに広く分布しており，キサンチン骨格のメチル基の数や位置の違いにより作用する部位が異なる．その結果，カフェインは中枢興奮，強心薬として，テオフィリンは気管支喘息治療薬として用いられる．

　カフェインの方が，中枢作用が強いのは，カフェインの方が脂溶性が高く中枢に移行しやすいためと考えられる．

（6）　Advance：他の喘息治療薬について調べてみよう．

Answer

・キサンチン誘導体

テオフィリン，アミノフィリン

　気管支平滑筋細胞内のホスホジエステラーゼを阻害することで，cAMP 濃度が上昇して気管支平滑筋を拡張させる．

・アドレナリン β_2 受容体刺激薬

サルブタモール，プロカテロール，サルメテロール

　気管支平滑筋の β_2 受容体（Gs）に結合した後，細胞内のアデニル酸シクラーゼが活性化し，cAMP が上昇することで，気管支平滑筋が弛緩する．

・抗コリン薬

イプラトロピウム，チオトロピウム

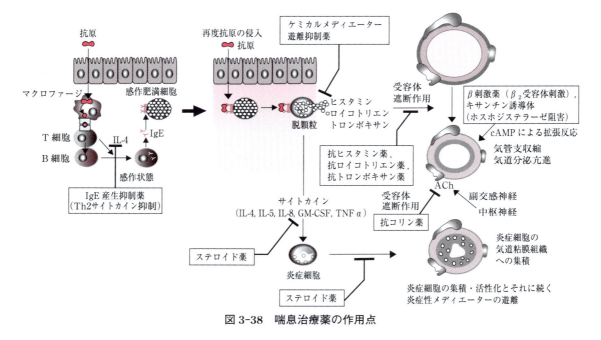

図 3-38 喘息治療薬の作用点

　気管支平滑筋にある M_3 受容体を遮断することで，気管支を拡張させる（副交感神経系の興奮による気管支収縮反応を抑制する）．

・ケミカルメディエーター遊離抑制薬
クロモグリク酸ナトリウム，トラニラスト
　抗原抗体反応による肥満細胞からのケミカルメディエーター遊離を抑制し，気管支喘息症状を抑制する．

・抗アレルギー性第 2 世代 H_1 受容体遮断薬
アゼラスチン，ケトチフェン
　肥満細胞からのケミカルメディエーター遊離抑制作用とともにヒスタミンの H_1 受容体への結合を抑制することで，気管支喘息症状を抑制する．また，アゼラスチンはロイコトリエン産生遊離抑制作用もある．
メキタジン，エピナスチン
　H_1 受容体に対する拮抗作用を持ち，喘息症状を抑制する．また，第 2 世代の抗ヒスタミン薬で中枢抑制作用が少ないことから眠気が誘発されにくい．

・トロンボキサン A_2 合成酵素阻害薬
オザグレル
　トロンボキサン合成酵素を選択的に阻害することで，TXA_2 の産生を阻害して TXA_2 による気道収縮（喘息症状）を抑制する．

・トロンボキサン A_2 受容体拮抗薬

セラトロダスト

　トロンボキサン A_2 受容体に対して拮抗作用することで，TXA_2 による気道収縮（喘息症状）を抑制する．

・ロイコトリエン遊離抑制薬

イブジラスト

　ロイコトリエン遊離抑制作用とロイコトリエン受容体拮抗作用で，ロイコトリエンによる気道収縮（喘息症状）を抑制する．ヒスタミンの H_1 受容体に対する阻害作用は少ない．

・ロイコトリエン受容体拮抗薬

プランルカスト，モンテルカスト，ザフィルルカスト

　ロイコトリエン受容体に対する拮抗作用で，ロイコトリエンによる気道収縮（喘息症状）を抑制する．

・Th2 サイトカイン阻害薬

スプラタスト

　Th2 サイトカインの IL-4，IL-5 などを抑制することにより，IgE 抗体の産生や好酸球浸潤抑制作用を示し，喘息症状を抑制する．

・ステロイド性抗炎症薬

ベクロメタゾン，フルチカゾン，ブデソニド，

　様々な炎症性メディエーターの産生および遊離を抑制することで気道炎症抑制作用を示し，喘息症状を抑制する．

● 3-2-2　タバコと生体，そして薬

....

◾ Case II-ii ◾

実習生：カフェインはコーヒーに限らずお茶にも含まれていて飲んでいる人は多いですが，喘息で苦しんでいる人も多く，十分な効果は期待できないようです．でも，タバコのような害はないでしょうし，気軽にコーヒーを楽しみながら病気に対する意識を高めるきっかけ作りもできそうですね？

指導薬剤師：もう1点，確認ですが，使っているお薬は何かわかります？

患者の娘：確か，**テオフィリン**という薬よ．1日1回夕食後だけど，「飲み忘れないように」とか，「朝方に咳が出るから」とか言って，朝に飲んだり好きにしてるわ．

指導薬剤師：喘息でしたら，**禁煙**は絶対にしてほしいのですが，もしテオフィリンというお薬を飲んでいたら，禁煙してすぐに**薬が身体の中に残りやすくなる**ので，病院で診てもらいながらでないと危険なんです．それに，カフェインも多く摂り過ぎると，テオフィリンの効きが強くなりすぎて副作用の危険が高くなるとも言われています．

患者の娘：怖いわね，今度一緒に病院行くわ．

実習生：禁煙って絶対にいいことばかりと思ってた．何が悪いんだろう．

（1）　Advance：禁煙をなぜしなくてはいけないのでしょうか？

Answer

前述したようにタバコには様々な有害物質が含まれる．副流煙に主流煙以上の有害物質が含まれ，様々な健康被害を生じうることから，禁煙が進んでいる．また，喫煙者本人にとっても，健康上有益である．様々な発がん性物質が含まれているタールは，油状の物質であり体内に蓄積されやすい．したがって，禁煙の効果が出るのに時間がかかるが，禁煙 5 年で肺がんのリスクが有意に下がると報告されている．このように記述すると，高齢者においては禁煙の必要がないようにみえるが，統計学的に有意と判断できるのに 5 年ほどかかるのであり，徐々に効果が得られるため高齢者でも禁煙するとよいと理解するのが適当と考えられる．高齢者ほど，循環器系への影響も見逃せない．体内に吸収されたニコチンの半減期はおよそ 2 時間と報告されている．したがって，血管収縮による循環器系への影響は，禁煙し速やかに得られる．

（2）　Advance：薬剤師は，禁煙をしてほしいが，テオフィリンが身体に残りやすく危険であることを言っています．どうして，テオフィリンが体内に残りやすいのか，具体的に調べてみましょう．

Answer

テオフィリンは，有効な血中濃度が 10〜20 μg/mL と言われ，個人差もあるが安全域が狭く，それ以上では頭痛や頻脈などの副作用発現率が増加し，重症ではけいれんや意識障害，さらには死亡につながり，使用法に注意が必要な医薬品である．また，テオフィリンは吸収率はほぼ 100％と高く，85〜90％が肝臓で代謝される．主な代謝酵素が CYP1A2 であるが，この酵素は喫煙により発現誘導を受ける．したがって，仮にテオフィリン服用者がタバコを吸い始めると，CYP1A2 が誘導され，テオフィリンが速やかに代謝されるため，有効血中濃度が得られず効果が出なくなる可能性がある．一方，禁煙時には CYP1A2 の誘導がなくなるため，喫煙時と同じ量のテオフィリンを服用していると血中濃度が中毒域に入る可能性があり，注意が必要である．

第3章　身近な事例から生体と薬，生活について考える　**125**

◆ Case II-iii ◆

実習生：そうか，タバコを吸うと身体にとっての異物を代謝して排除するために役立つ
　　　　CYP1A2 が増えるんですね．すると CYP1A2 で代謝されるテオフィリンは，すぐに
　　　　代謝されて身体の外に出ていきやすくなるから，多く飲まないといけなくなる．そんな
　　　　時に，急に禁煙すると，CYP1A2 が普通の量に減って，以前よりテオフィリンが代謝
　　　　されにくくなるから，過剰に効くようになるんですね．

指導薬剤師：急にいろいろ言って申し訳ないのですが，ご理解よさそうなので，もう1点
　　　　お話しさせてください．テオフィリンは確かに長時間効きやすい薬ですが，**夕方に飲む**
　　　　方がやっぱりいいですよ．朝方の咳がましになるかもしれません．

実習生：1日1回だけで長時間作用するなら，朝でも夕でもよさそうですが，よくないんで
　　　　すか？

（3） Adavence：テオフィリンは，1日1回の服用で長時間血中濃度が維持される徐
　　　　　放性製剤である．自律神経と生体リズムから，喘息症状が出やすい
　　　　　時間帯を考えて，1日の中でどの時間帯に飲むことが勧められるか
　　　　　を考えよう．

Answer

　自律神経の働きから考えてみると，昼間の活動時には交感神経が優位であり，アドレナリン，
ノルアドレナリンが気管支平滑筋にある β_2 受容体に作用して拡張反応を起こしている（活動
時には，気管支を拡張させてたくさんの酸素を取り入れる必要がある）．しかしながら，夜か
ら朝方にかけてはリラックスして副交感神経が優位になっており，アセチルコリンが気管支平
滑筋の M_3 受容体に作用して収縮が起こっている（安静時には気管支を拡張させてたくさんの
酸素を取り入れることを必要としないため）．このようなことから，喘息患者では，夜から朝
方にかけて，自律神経の働きが関与して症状が増悪化しやすい．そのため，薬は夕方に飲んで，
夜から朝にかけての症状増悪を防ぐ必要がある（第2章 p.26，27 参照）．

◆ Case II-iv ◆

実習生：症状が出やすい朝方にしっかり効くように夕方に飲むことがおすすめなのですね．

患者の娘：いろいろ知ることができてよかった．またよろしくね．

付 録

作用機序からみる医薬品の化学構造

　医薬品の作用機序はその化合物の構造に依存している．例えば，受容体に結合して作用を発現する医薬品には，主として1）作動薬（刺激作用）（内因性生理活性物質と同様に，受容体に結合して機能を促進する）と2）拮抗薬（遮断作用）（受容体に結合するが受容体の立体構造を変化させないため機能に影響を及ぼさず，内因性生理活性物質の受容体への結合を妨げる）があるが，これらの作用の違いは医薬品の化学構造に依存することとなる．ここでは，本書で出てきた内因性生理活性物質である①アドレナリン，ノルアドレナリン，②ドパミン，③セロトニン，④アセチルコリン，⑤アデノシン，⑥ヒスタミン，⑦ロイコトリエンの受容体に対して刺激や遮断作用を示す医薬品について，作用機序，適応疾患，構造式についてまとめた．この表を用いて，医薬品の作用機序や適応疾患の理解に，化学構造式の観点からの論理的な考察を加えていただきたい．

①アドレナリン，ノルアドレナリン
　ノルアドレナリンは交感神経終末から，アドレナリンは副腎髄質から遊離される内因性カテコールアミンである．アドレナリン，ノルアドレナリンの受容体である α，β 受容体に対する刺激および遮断作用を示す医薬品について以下に記す．

作用機序や特徴など	適応，禁忌，副作用	薬物名	構造式
アドレナリン α，β 受容体刺激作用 ・心機能亢進（β_1 刺激） ・血管収縮（α_1 刺激） ・気管支平滑筋弛緩（β_2 刺激）	・気管支喘息 ・急性低血圧・ショック時・心停止の補助治療など	アドレナリン	
ノルアドレナリンの α および β に作用する程度は，$\alpha \gg \beta$ である（β_2 に対する作用はアドレナリンに比べてかなり弱く，β_1 に対してはほぼ同程度である）．	・急性低血圧・ショック時の補助治療など	ノルアドレナリン	
エチレフリンは α および β に対する作用を示し，カテコール核がないため COMT による代謝を受けにくい．	・本態性低血圧 ・起立性低血圧 ・急性低血圧・ショック時の補助治療など	エチレフリン	

α_1 受容体刺激作用 ・血管収縮（α_1 刺激） ・瞳孔散大筋の収縮（α_1 刺激）	・上気道の充血・うっ血	ナファゾリン	
	・急性低血圧・ショック時の補助治療 ・治療目的による散瞳	フェニレフリン	
	・本態性低血圧 ・起立性低血圧	ミドドリン	
α 受容体遮断作用 ・血管拡張（α_1 遮断） ・シナプス前膜からのノルアドレナリン遊離促進（α_2 遮断）	・褐色細胞腫（カテコールアミン過剰）の手術前・手術中の血圧調整	フェントラミン	
α_1 受容体遮断作用 ・血管拡張（α_1 遮断） ・前立腺が縮小し尿道が広がる（α_1 遮断） ・膀胱括約筋拡張（α_1 遮断）	・本態性高血圧 ・前立腺肥大症に伴う排尿障害（プラゾシン） ・緑内障（ブナゾシン）	プラゾシン	
		ブナゾシン	
タムスロシンおよびシロドシン（α_{1A} 選択的遮断），ナフトピジル（α_{1D} 選択的遮断） タムスロシン，シロドシンおよびナフトピジルは，α_{1B} に対する遮断作用がプラゾシンよりも弱いため，血圧降下作用が起こりにくい α_{1A}：前立腺に多い α_{1B}：血管に多い α_{1D}：膀胱括約筋に多い	・前立腺肥大症に伴う排尿障害	タムスロシン	
		シロドシン	
		ナフトピジル	

付録　作用機序からみる医薬品の化学構造　**129**

β_1, β_2 受容体刺激作用 ・気管支拡張作用（β_2刺激） ・心機能亢進（β_1刺激） ・血管拡張（β_2刺激） ・子宮弛緩（β_2刺激）	・気管支喘息，気管支炎など	*dl*-イソプレナリン	
	・末梢循環障害 ・切迫流・早産，過度の陣痛（子宮収縮）	イソクスプリン	
β_1 受容体刺激作用 ・心機能亢進（β_1刺激）	・急性循環不全（静注）	ドブタミン	
	・慢性心不全（経口）	デノパミン	
β_2 受容体刺激作用 ・気管支拡張（β_2刺激） β_1 刺激作用による心臓興奮作用が少なく，β_2 刺激作用の強い薬が気管支喘息の治療薬に適している． サルメテロールは，長時間作用型の吸入薬であり，COPDにも適応がある．	・気管支喘息（第2世代（$\beta_2 > \beta_1$））	サルブタモール	
	・気管支喘息（第3世代（$\beta_2 \gg \beta_1$））	ツロブテロール	
		プロカテロール	
		サルメテロール	
β 受容体遮断作用 ・心機能低下（β_1遮断） ・血管平滑筋収縮（β_2遮断） ・気管支平滑筋収縮（β_2遮断）	・狭心症 ・本態性高血圧症 禁忌：気管支喘息	プロプラノロール	
β_1 受容体遮断作用 ・心機能低下（β_1遮断） β_2 遮断作用が弱いので気管支収縮などの作用は弱い．	・狭心症 ・不整脈 ・本態性高血圧症 慎重投与：気管支喘息	アテノロール	
		メトプロロール	
		ビソプロロール	

ノルアドレナリン遊離による<u>α受容体刺激作用</u>（間接作用）と<u>β₂受容体刺激作用</u>（直接作用）	・気管支喘息	エフェドリン（麻黄に含まれるアルカロイド）	
<u>α₁, β受容体遮断作用</u>　・心機能低下（β₁遮断）　・血管平滑筋拡張（α₁遮断）血圧低下による反射性頻脈は起こりづらい（心臓β₁遮断）.	・本態性高血圧症　禁忌：気管支喘息	ラベタロール	
		アモスラロール	
		アロチノロール	
		カルベジロール	

②ドパミン

ドパミンはノルアドレナリンの前駆物質であり，パーキンソン病や統合失調症などの発症に関わる内因性カテコールアミンである．ドパミンの受容体である D_1，D_2 受容体刺激および遮断作用を示す医薬品について以下に記す．

作用機序や特徴など	適応，禁忌，副作用	薬物名	構造式
<u>α₁，β₁，D₁，D₂受容体刺激作用</u>（作用は用量により異なる）血液脳関門を通過しない.	・急性循環不全（心原性ショック，出血性ショック）	ドパミン	
<u>ドパミンの前駆体</u>血液脳関門を通過する.	・パーキンソン病	レボドパ	
<u>D₂受容体刺激作用</u>麦角系	・パーキンソン病・乳汁漏出症（ブロモクリプチン）副作用：悪心・嘔吐，心臓弁膜症など	ブロモクリプチン	
		ペルゴリド	

D_2受容体刺激作用 非麦角系	・パーキンソン病 突発的な睡眠がみられることがある.	タリペキソール	
		プラミペキソール	
D_2受容体遮断作用 フェノチアジン系	・統合失調症 ・躁病, 悪心・嘔吐, 麻酔前処置（クロルプロマジン）	クロルプロマジン	
		フルフェナジン	
D_2受容体遮断作用 ブチロフェノン誘導体 ハロペリドールはクロルプロマジンより強いD_2遮断作用を示す.	・統合失調症	ハロペリドール	
		ブロムペリドール	
		スピペロン	
D_2受容体遮断作用 ベンズアミド誘導体	・統合失調症 ・うつ病 ・胃・十二指腸潰瘍	スルピリド	
D_2受容体遮断作用 ・胃における副交感神経節後線維シナプス前膜のD_2遮断によるアセチルコリン遊離促進作用（消化管運動亢進） ・延髄のCTZのD_2遮断による制吐作用	・胃炎, 胃・十二指腸潰瘍における悪心・嘔吐	メトクロプラミド	
		ドンペリドン	

③セロトニン

セロトニンは，中枢神経系の神経伝達物質であるとともに，末梢での作用も示す．セロトニンの受容体に対する刺激および遮断作用を示す医薬品について以下に記す．

作用機序や特徴など	適応，禁忌，副作用	薬物名	構造式
5-HT$_4$受容体刺激作用 ・コリン作動性神経（消化管内在神経叢）における5-HT$_4$受容体刺激によるアセチルコリン遊離促進作用（胃運動亢進）	・慢性胃炎に伴う消化管症状	モサプリド	
セロトニン・ドパミン受容体遮断作用 ・D$_2$受容体遮断作用，5-HT$_2$受容体遮断作用	・統合失調症 副作用：高血糖，糖尿病性ケトアシドーシス	リスペリドン	
		ペロスピロン	
多元受容体遮断作用 ・D$_3$, D$_4$, 5-HT$_{2B,2C}$, α_1, α_2受容体遮断作用（オランザピン） ・D$_1$, 5-HT$_1$, H$_1$, α_1, α_2受容体遮断作用（クエチアピン） ・D$_4$, 5-HT$_{2A}$遮断作用（D$_2$受容体遮断作用は弱い）（クロザピン）	・統合失調症 副作用：高血糖，糖尿病性ケトアシドーシス，糖尿病性昏睡 禁忌：糖尿病の患者，糖尿病の既往歴のある患者	オランザピン	
		クエチアピン	
	・統合失調症 原則禁忌：糖尿病または糖尿病の既往歴のある患者	クロザピン	

作用機序や特徴など	適応，禁忌，副作用	薬物名	構造式
ドパミン受容体部分刺激薬 部分刺激薬：ドパミン量が過剰にある状態ではD_2受容体を遮断し，ドパミン量が低下している時はD_2受容体を刺激する． 5-HT$_{2A}$遮断作用や5-HT$_1$受容体部分刺激作用も示す．	・統合失調症 ・双極性障害における躁症状	アリピプラゾール	

④アセチルコリン
　副交感神経の支配を受けている効果器は，神経終末から放出されたアセチルコリンによるムスカリン受容体刺激を介して影響を受ける．アセチルコリンのムスカリン受容体への作用を阻害する医薬品について以下に記す．
特徴：アセチルコリンは，血液脳関門を通過しにくい．

作用機序や特徴など	適応，禁忌，副作用	薬物名	構造式
ムスカリン受容体遮断作用 ・瞳孔散大 ・腺分泌抑制 ・腸・膀胱平滑筋弛緩 ・気管支平滑筋弛緩	・鎮痙作用（アトロピン） ・麻酔前投与（気道分泌抑制） ・有機リン剤・副交感神経興奮薬中毒の解毒（アトロピン）	アトロピン	
	副作用：口喝，便秘，排尿困難，眼内圧上昇 禁忌：緑内障，前立腺肥大による排尿障害のある患者	スコポラミン	
ムスカリン受容体遮断作用 3級アミン 血液脳関門を通過することで，中枢性抗コリン作用を示す．	・統合失調症治療薬投与によるパーキンソニズム・ジスキネジア・アカシジア	トリフェキシフェニジル	
	副作用：口喝，便秘，排尿困難，眼内圧上昇 禁忌：緑内障，重症筋無力症	ビペリデン	

ムスカリン受容体遮断作用 4級アンモニウム ・気管支収縮抑制	・気管支喘息	イプラトロピ ウム	
消化管吸収されにくく，吸入 で用いられる（イプラトロピ ウム）． 長時間作用型で，吸入で用い られる（チオトロピウム）．	・気管支喘息 ・慢性閉塞性肺疾患	チオトロピウ ム	

⑤アデノシン

アデノシンは，アデニンとリボースからなるヌクレオシドである．アデノシンの作用を遮断する医薬品について以下に記す．

作用機序や特徴など	適応，禁忌，副作用	薬物名	構造式
アデノシン受容体（A_1，A_2） 遮断作用，ホスホジエステ ラーゼ阻害作用 詳細は第2章を参照	・覚醒作用 ・利尿作用 ・心機能亢進作用	カフェイン	
アデノシン A_{2A} 受容体遮断作 用 詳細は第2章を参照	・レボドパ製剤で治療中 のパーキンソン病にお ける wearing off 現象 の改善目的で投与され る．	イストラデ フィリン	

付録　作用機序からみる医薬品の化学構造　**135**

⑥ヒスタミン

ヒスタミン（生体アミン）は，炎症やアレルギーなどに関係する重要なメディエーターであり，神経伝達物質としても働いている．ヒスタミンの作用を遮断する医薬品について以下に記す．

作用機序や特徴など	適応，禁忌，副作用	薬物名	構造式
H$_1$受容体遮断作用（第1世代） ヒスタミンによる毛細血管透過性亢進による浮腫，知覚神経刺激によるくしゃみや痒みを抑制する． 中枢抑制作用による鎮静や催眠など，さらには抗コリン作用による口渇などの副作用がみられる． 第1世代は気管支喘息に適応はない．	・蕁麻疹 ・アレルギー性鼻炎 ・メニエール症候群など	ジフェンヒドラミン	
	・蕁麻疹 ・アレルギー性鼻炎 ・上気道炎を伴うくしゃみ・鼻汁・咳嗽など	クロルフェニラミン	
	・蕁麻疹 ・上気道炎を伴うくしゃみ・鼻汁・咳嗽など ・パーキンソニズム	プロメタジン	
	・蕁麻疹 ・アレルギー性鼻炎 ・上気道炎を伴うくしゃみ・鼻汁・咳嗽	シプロヘプタジン	
抗アレルギー性H$_1$受容体遮断作用（第2世代） H$_1$受容体遮断作用の他に，ケミカルメディエーター遊離抑制作用およびケミカルメディエーター遮断作用を持つ． ロイコトリエン産生抑制（5-リポキシゲナーゼ阻害），ロイコトリエン受容体拮抗作用（アゼラスチン） PAFによる気道炎症抑制作用（ケトチフェン） 第1世代と同じようにある程度の中枢抑制作用を持つが，抗コリン作用は弱い．	・気管支喘息 ・アレルギー性鼻炎 ・蕁麻疹 ・アトピー性皮膚炎	アゼラスチン	
	・気管支喘息 ・アレルギー性鼻炎 ・アレルギー性結膜炎	ケトチフェン	

非鎮静性 H_1 受容体遮断作用 （第2世代） H_1 受容体遮断作用とケミカルメディエーター遊離作用を持つ（第2世代とほぼ同じ）．血液脳関門を通過しにくいため，中枢抑制作用などの眠気が弱くなっている．フェキソフェナジンは車の運転可．	・気管支喘息 ・アレルギー性鼻炎 ・蕁麻疹など	メキタジン	
	・気管支喘息 ・アレルギー性鼻炎 ・蕁麻疹など	エピナスチン	
	・アレルギー性鼻炎 ・蕁麻疹 ・アトピー性皮膚炎など	フェキソフェナジン	

⑦ロイコトリエン

ロイコトリエンは，炎症およびアレルギーに関係する重要な脂質メディエーターである．ロイコトリエンの作用を遮断する医薬品について以下に記す．

ロイコトリエンは以下に示した4種の混合物である．

ロイコトリエンA_4

ロイコトリエンC_4

ロイコトリエンD_4

ロイコトリエンE_4

作用機序や特徴など	適応，禁忌，副作用	薬物名	構造式
ロイコトリエン受容体遮断作用 気管支平滑筋におけるロイコトリエン受容体を遮断し，ロイコトリエンによる気管支平滑筋の収縮を抑制する． 鼻粘膜血管におけるロイコトリエン受容体を遮断し，ロイコトリエンによる血管拡張および浮腫を抑制する．	・気管支喘息 ・アレルギー性鼻炎	プランルカスト	
		モンテルカスト	

索　引

ア　行

アストロサイト	31
アスピリン	106, 107, 110
アセチルコリン	23, 72
アデノシン	75, 81
アデノシン A_{2A} 受容体	74
アドレナリン	97
アポモルヒネ	62, 64
アマンタジン	59
アミノ酸トランスポーター	
	34
アラキドン酸	86
アレルギー反応	117
アロプリノール	
	88, 89, 93, 114, 115
イストラデフィリン	
	74, 75, 81
イソニアジド	46, 47
イトラコナゾール	32
イミン	43, 44
wearing off 現象	51
うつ病	57
AADC	34, 38, 43, 44, 45
SSRI	57
エステル	4
エステル化反応	6, 9
AT_1 受容体遮断薬	104
N,N-ジメチルプロパルギル	
アミン	55
NSAIDs	106, 108, 109
FAD	53, 54, 55
エフェドリン	97, 98
MAO-B	38, 53, 60
炎症	85
エンタカポン	48, 50
on-off 現象	51

カ　行

化学受容器引金帯	39
加水分解反応	5, 7
風邪	94
葛根湯	96
カテコール-O-メチル基転移	
酵素	38, 48
カテコール構造	38
カフェイン	79, 80, 81, 83, 97,
	114, 120, 121
カベルゴリン	61
カルニチン	11, 12, 13
カルビドパ	40, 41, 42, 44, 46
カルボン酸	4
還元	37
漢方薬	95
気管支喘息	119
キサンチン	80, 83, 86, 88, 114
GABA 作動性神経	22, 74
極性基	32
起立性低血圧	26
禁煙	124
筋固縮	19
血圧	99
血液脳関門	31
血清尿酸値	111
交感神経抑制薬	105
高血圧	98, 101, 102
黒質−線条体系	22, 67
COX-2	106, 107, 109
COX-1	106, 107
COMT	38, 48, 49, 50

サ　行

サイクリック AMP	120
細胞壁	9, 10
細胞膜	32
サリチル酸	106
酸化	37
Ca^{2+} チャネル遮断薬	102
脂質二重層	31
ジスキネジア	52
ジストニア	52
姿勢反応障害	19
G タンパク質	24
G タンパク質共役型受容体	
	63
CTZ	39
小腸	33
自律神経系	26
心筋	100
神経系	18
振戦	19

タ　行

錐体外路	20
錐体外路症状	19
錐体路	20
精神症状	28
セフジトレン	8, 9
セフジトレン ピボキシル	
	3, 9
セフポドキシム プロキセチ	
ル	14
セルフメディケーション	113
セレギリン	53, 54, 59
線条体	22
喘息	118
喘息治療薬	121
選択的セロトニン再取り込み	
阻害薬	57
ゾニサミド	60

tight junction	31
タバコ	119
タリペキソール	62
中脳−皮質系	68
中脳−辺縁系	68
チラミン	56
痛風	82, 90, 111
D-アラニン	9
定型抗精神病薬	69
テオフィリン	83, 120, 124
統合失調症	68, 69
ドカルパミン	30
ドパミン	
	22, 29, 30, 39, 43, 49, 54, 63
ドパミン作動薬	61, 63
ドパミン神経系	21
トピロキソスタット	89, 94
トランスペプチダーゼ	9
トリヘキシフェニジル	71
ドロキシドパ	74

ナ　行

7 回膜貫通型受容体	24
尿酸	83, 86, 88, 91, 112

認知症		73

no on/delayed on 現象		51
ノルアドレナリン		74
ノルトリプチリン		56

ハ 行

排尿障害		26
パーキンソン病	18, 25, 51
麦角系ドパミン作動薬		61
パルギリン		55
バルプロ酸ナトリウム		15
パロキセチン		55, 57

非定型抗精神病薬		70
ヒドラジン		42
非麦角系ドパミン作動薬		62
ピバリン酸	8, 11, 13
ビペリデン		71
ヒポキサンチン	84, 86, 88, 91
ピボキシル基	1, 14
ピロヘプチン		71

フェブキソスタット	89, 93
フラビンアデニンジヌクレオチド		53
プラミペキソール		62

プリン骨格		83
プリン体		111
プリンヌクレオチド		87
プロドラッグ		7
ブロモクリプチン		61

β 受容体遮断薬		105
β-ラクタム系抗生物質	3, 9, 10, 13
ペルゴリド		61
ベンセラジド	40, 41, 42, 45, 46
便秘		25

芳香族 L-アミノ酸脱炭酸酵素	34, 38, 40
ホスホジエステラーゼ		120
ホルムアルデヒド		8

マ 行

ムスカリン受容体遮断薬	71, 72
無動・寡動		19
メペンゾラートブロミド	71
モノアミン酸化酵素 B	38

モリブドプテリン（VI）	91, 92, 94

ヤ 行

薬剤性パーキンソン症候群		21
溶解		32

ラ 行

ラサギリン		58, 59
利尿薬		105
レニン-アンギオテンシン系抑制薬	103, 104
レニン阻害薬		104
レビー小体		22
レボドパ	33, 34, 35, 36, 38, 42, 49
ロイシンアミノペプチダーゼ		41
漏斗下垂体系		68
ロチゴチン		62
ロピニロール		62

著者プロフィール

宮田　興子（みやた　おきこ）
神戸薬科大学学長

1975 年　神戸女子薬科大学大学院薬学研究科修士課程修了
1976 年　神戸女子薬科大学生物薬品化学（現薬品化学）研究室助手
1979 年　薬学博士（大阪大学）
1981 年　フンボルト財団（ドイツ）の奨学研究員として出張
1987 年　神戸女子薬科大学薬品化学研究室講師
2001 年　神戸薬科大学薬品化学研究室助教授
2007 年　神戸薬科大学薬品化学研究室准教授
2008 年　神戸薬科大学薬品化学研究室教授
2016 年　神戸薬科大学特別教授，学長特命補佐
2016 年　大阪市立大学大学院理学研究科客員教授（現在に至る）
2019 年　神戸薬科大学学長，理事（現在に至る）

　これまで，有機合成化学分野の研究に携わっており，新規有機合成反応の開発，生物活性物質合成，および機能性分子合成で数多くの成果をあげ，平成17 年第 3 回有機合成化学協会関西支部賞，平成 24年度特別研究員等審査会専門委員表彰，平成 28 年度日本薬学会学術貢献賞，平成 28 年度兵庫県教育功労賞等様々な章を受賞した．近年は，臨床から基礎薬学までを繋ぐ新たな教育や研究方法の開発に力を注いでいる．

水谷　暢明（みずたに　のぶあき）
金城学院大学薬学部教授

2001 年　京都薬科大学大学院博士課程修了
　　　　　薬理学教室　博士（薬学）取得
2001 年　京都薬科大学薬理学教室助手
2002 年　大日本インキ化学工業株式会社研究員
2007 年　神戸薬科大学薬理学研究室講師
2014 年　神戸薬科大学薬理学研究室准教授
2017 年　金城学院大学薬学部教授（現在に至る）

　学生時代より一貫して，免疫・アレルギー疾患の発症機序の解明ならびに治療薬の探索をテーマに研究を行っている．病態モデルを用いた薬理学的な解析を中心に，これからはより臨床を意識して研究に取り組んでいきたい．家庭では，3 歳の娘の「イヤイヤ期」と「どうして期」に振り回されながら，妻と一緒に子育て奮闘中．

土生　康司（はぶ　やすし）
神戸薬科大学医薬品情報学研究室講師

2003 年　京都大学大学院薬学研究科博士後期過程修了
　　　　　医療薬剤学分野　博士（薬学）取得
2003 年　京都大学医学部附属病院薬剤部
2013 年　神戸薬科大学情報支援室講師
2018 年　神戸薬科大学医薬品情報学研究室講師

　学部〜大学院生のときにトランスポーターの研究を行い，常に臨床を考える環境，叱咤激励を頂いていた．博士取得後，病院薬剤師としての 10 年半の間に，調剤や薬品管理業務，病棟活動，医薬品情報管理などに携わり，さらに緩和医療や感染制御といったチーム医療にも参画した．現在は，これまでの経験を生かして，より思考できる薬剤師の養成に向けた教育活動や臨床に役立つ情報活用に向けた研究を行っている．休日は，3 人の息子に元気をもらい，時々元気を吸い取られながら子育てに奮闘中．

臨床への有機と薬理からのアプローチ
―事例を基に新時代の薬学的介入を考察する―

定価（本体 4,400 円＋税）

2018 年 9 月 13 日　初 版 発 行©
2022 年 2 月 17 日　3 刷 発 行

著　者　　宮　田　興　子
　　　　　水　谷　暢　明
　　　　　土　生　康　司

発 行 者　廣　川　重　男

印 刷・製 本　日本ハイコム
表紙デザイン　㈲羽鳥事務所

発行所　京 都 廣 川 書 店
東京事務所　東京都千代田区神田小川町 2-6-12 東観小川町ビル
　　　　　　TEL 03-5283-2045　FAX 03-5283-2046
京都事務所　京都市山科区御陵中内町　京都薬科大学内
　　　　　　TEL 075-595-0045　FAX 075-595-0046

URL：https://www.kyoto-hirokawa.co.jp/

ISO14001 取得工場で印刷しました